U0243435

如何使大脑保持
持续敏锐

[美] 亨利·埃蒙斯 Henry Emmons　　大卫·阿尔特 David Alter

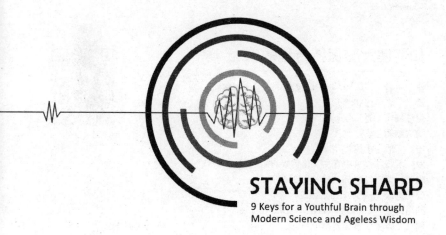

STAYING SHARP
9 Keys for a Youthful Brain through
Modern Science and Ageless Wisdom

中国青年出版社
CHINA YOUTH PRESS　中青文库

图书在版编目（CIP）数据

如何使大脑保持持续敏锐 /（美）埃蒙斯，（美）阿尔特著；彭相珍译.
—北京：中国青年出版社，2016.5
书名原文：Staying Sharp: 9 Keys for a Youthful Brain through Modern Science and Ageless Wisdom
ISBN 978-7-5153-4130-9

Ⅰ.①如… Ⅱ.①埃… ②阿… ③彭… Ⅲ.①脑–保健–研究 Ⅳ.①R161.1

中国版本图书馆CIP数据核字（2016）第065188号

如何使大脑保持持续敏锐

作　　者：[美] 亨利·埃蒙斯　大卫·阿尔特
译　　者：彭相珍
责任编辑：肖　佳　杨　迪
美术编辑：李　甦
出　　版：中国青年出版社
发　　行：北京中青文文化传媒有限公司
电　　话：010-65511270/65516873
公司网址：www.cyb.com.cn
购书网址：zqwts.tmall.com　www.diyijie.com
制　　作：中青文制作中心
印　　刷：三河市文通印刷包装有限公司
版　　次：2016年5月第1版
印　　次：2016年5月第1次印刷
开　　本：787×1092　1/32
字　　数：140千字
印　　张：11
京权图字：01-2016-0330
书　　号：ISBN 978-7-5153-4130-9
定　　价：43.00元

版权声明

CONTENTS

目　录

第一部分
成熟的智慧人生刚刚开始

> 体积虽小，但"大脑"二字的意义在于它能实现的无限可能。预防所谓"老年痴呆"的最佳办法就是科学锻炼大脑。坚持适度用脑，时间也可以成为磨刀石，让你的大脑越发敏锐。

> 有意训练自己的专注力，可以有效避免思维进入无法自拔的游离状态。可以尝试正念练习，主动掌控自己的思路，而不是让思绪控制你的注意力，你就能够拥有更快乐、更积极的生活。

第二部分
健康基石：劳逸结合，均衡营养

> 缺乏足够的运动是慢性疾病最重要的原因之一，人身体和大脑的健康都从运动中获益。有规律的适当运动可以提高大脑的学习能力，缓解压力，走路和太极都可以成为不错的运动方式。

> 高质量的充足睡眠能够增强大脑的恢复力与活力，排除人体毒素。规律的生活、睡前仪式活动以及呼吸练习都能帮你更快入睡。最好有30分钟左右的午睡，遮光窗帘也是不错的选择。

营养摄入过多而不均衡，已成为危害人体和大脑健康的重要原因，血糖升高会影响到认知和记忆能力。多食用谷物和高纤维食物，增加植物在饮食结构中的比例，可以让大脑更敏锐。

第三部分
中庸之道：学习不停，乐观不止

好奇心是让大脑保持年轻的真正良药，它会带来学习的愿望，而学习又是提高大脑活力的最佳方式。过去的世界固然足够回忆半生，但保持对新鲜事物的兴趣，才是成熟的人生选择。

第8章　开放心激活适应力 / 202

> 开放的心态使我们走出自己的思维束缚，放下包袱，积极而灵活地面对生活。多参加一些新活动，可以帮助我们抛开旧有的坏习惯，提高应对生活变化的能力，发现自己的真正需求。

第9章　乐观心支撑意志力 / 228

> 正是乐观和勇气帮助人类祖先在远古恶劣的条件下生存下来，能否健康而优雅地老去，往往取决于一个人的乐观程度。主动关注事物好的一面，是培养乐观心态、走出负面情绪的关键。

第四部分
回归本心：用心沟通，忠于自我

> 身体行动不便，反而会让我们的大脑更容易理解他人的想法。通过理解他人，也能够更好地了解自己需要改善的方面。我们与亲友之间的关系因共情变得更深刻，也减少了生活的麻烦。

第一部分

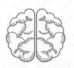

成熟的智慧人生刚刚开始

你的身体或许已经开始老去，颤抖不已；你可能已经变得少眠，每晚躺在床上清醒地听到身体血管中紊乱的动静……到了这个阶段，只有一个解决的办法——那就是去学习。这是你的大脑永远也不会厌倦的唯一活动……永远不要感到害怕或怀疑，也永远不必惦记着后悔。

——T. H. 怀特

想要活得长久又活得充实而快乐，就需要学会将不断流逝的时间当成朋友而非敌人。这需要强大的意志力，让我们能够看到未来的人生有更多的新发现和新体验等着我们去探索。正所谓，活到老，学到老。

　　而对于我们大多数人来说，自己的人生旅途中也可能意味着令人不悦的身体和心理的变化——所有真实体现你正在变老这一事实的那些生理和心理征兆。窥豹一斑，表面的这些征兆可能所表现的是我们在内心里对未来人生的恐惧，尤其是在我们与充满了无限可能和承诺的青春时期渐行渐远的情况下。

　　本书的第一部分将向你介绍构建一段精彩人生所必备的一些基本信息，它们能让你的人生旅程朝着无限精彩的方向去发展。肯定能让你感到出乎意料的是，事实上你只需要掌握三件事情就足以构建精彩的下半生，这三个方面的知识直接决定了你是否能够成功实现前文描述的人生目标。

　　你需要掌握的第一个必备要素是适度的怀疑。开启一段精彩的后半生旅程首先要求你必须勇敢地抛开现下流行的错误理念和假设，即将衰老描述为一段负面的经历，而我们将在本书的第1章带你破解这些迷信。第二个要求是你需要掌握一些与人类大脑相关的基本知识，而这些知识将在本书第2章中为你提供。通过本书第2章的阅读，你将学会如何改变自己大脑的运作方式，从而实现脑力和心智的永葆青春。最后，请你预留出大量的时间和空间来发掘专注力的重要性，以及它在保持大脑年轻中扮演的重要角色。本书第3章将向你展示如何通过科学的分配注意力来大幅度地改善你的日常体验，从而让你的余生变得更加精彩纷呈。

　　在掌握所有必备的知识需求之后，我们相信你已经准备好开启一段美好的人生旅程。请你跟着我们的指引，踏上驶往未来的列车。尽管风险颇高，但是我们希望你能够牢记自己所追求的目标——这也是我们所有人追求的终极目标并非遥不可及；只要你能够遵循我们为你设计的道路前行，你一定就能抵达胜利的彼岸。在本书的其他几个章节中，我们将详细为你阐述如何通过9个简单的原则来实现你的目标、来创建适合自己的人生轨迹并最终实现一个完整的、真实的、充满了意义和目标的人生，希望你能够享受自己这一段美好的人生旅程！

第 1 章

由内而外，唤醒大脑

—————— **拥有更年轻的大脑和更理智的心灵，从来无关年龄** ——————

你从现在开始就记不住事儿了吗

大多数人都无法精准说出，到底是从哪一刻起我们开始觉得自己变老了，就是那种忽然掉进垂暮之年的感觉。岁月的流失总是不知不觉、一点一滴积累着那些衰老的细节和变化，直到有一天我们发现，自己几乎是每天都在不断地问：

我又把钥匙扔哪儿去了？

我最喜欢的那家餐馆叫什么名字来着？

这些楼梯到底是什么时候变得这么陡的？

它叫作……等一下，我知道它的名字……它的名字就在我的嘴边，等我想想……再等会儿……我马上就能够想起来了……

我们可以想象并承受衰老所带来的身体层面的折磨和疼痛，但是精神层面的退化可能让我们感到特别不安。我们总是会想象那些最糟糕的情况，例如我会不会完全丧失了理性思维的能力，而这种担忧可能成为中年人（和很快即将步入中年的人群）最大的恐惧，并持续地对我们造成负面影响。

这就解释了，为什么有那么多的人会觉得衰老是一个糟糕的，甚至是令人恐惧的过程。"对于意志薄弱的人来说，衰老真是生命中不可承受之重。"这样的话你听别人说过多少次？我们对衰老导致的疼痛和行为不便感到恐惧，因为我们每天都在目睹这样的事情；更令我们感觉恐惧的是，随着身体的老去，我们也将丧失自己的记忆和思维能力，而我们常常会习惯性地认为这些能力的丧失是衰老过程中不可避免的现象。

公众普遍认为，大脑在我们衰老的过程中会退化得尤为迅速，而关于衰老过程，大众所接受到的知识往往与下列的描述类似：

人在出生时拥有大约10亿神经元，而大脑的发育在儿童时期结束时也基本完成并停滞了。在6岁到12岁这段时期，每一年的时光流逝就意味着更多的脑细胞死去，而这些死亡的脑细胞是不可再生的。最好的结果就是，你可以减缓这个死亡的过程和速度并试图缓冲衰老所带来的不可避免的大脑衰退过程。

仔细听好我接下来要告诉你的事实：这一过程并不一定非得是这样！这些令人恐惧的损失并非天生注定的。我们现在所掌握的大脑相关知识，比过去的要更加深刻和广泛，而且，我们现在掌握了改变大脑发育过程的方法，让它能向着更积极的方向去转变。例如，尽管我们确实会随着年龄的增长损失越来越多的神经元，但是我们现在掌握的知识让我们了解到，大脑中存在干细胞，而这些干细胞可以替换那些因为年龄增长而损失的脑细胞。事实上，大脑的自我修复能力是超乎我们的想象的——即便是在经历类似中风的一些严重的大脑损伤之后，大脑依然能自我修复！神经系统科学为我们提供了一些科学的方法，来为大脑的自我修复提供助力，而我们将在本书接下来的内容中，与你分享这些科学研究的成果。

但是，在面对衰老时，我们能做的不仅仅是寄希望于延缓衰老的过程，我们还能够找到一些办法，使衰老的过程充满无限的可能。因为，无论处在什么年龄阶段，我们的大脑都具备了不断学习的能力，而我们的思维总是能够不断地获取智慧，即使我们在衰老的过程中丧失了一些神经元，这些智慧仍能够持续改善我们的生活。

我们研究的前提是，衰老本身并无高下判断，只要我们有幸能够存活足够长的时间，无论我们做什么，都会遭遇衰老这个问题。现在的问题不是我们是否会衰老，而是我们将如何应对年龄的增长。在这本书中，你即将学会一些方法和技巧，能够帮助你更好地应对未来人生中的挑战，让你接下来的人生旅程充满了兴奋而非恐惧。你将能在本书中找到训练方法，来帮助保持大脑的健康；找到技巧，强化自己的智慧并得到实际的操练，而所有这些将会帮助你带着愉悦的心情度过生活的每一天。所以，请拭目以待！

大脑逆生长能否实现

海伦的故事与我们在临床实践中听到的很多其他人的经历并没有什么巨大差异：她现在快60岁了，脑子看起来也不像过去那么好使了。她说自己已经成了一个精神上的"老糊涂"，因为她现在根本想不起那些她过去可以轻易记起的事情了，而且她的情绪也受到了负面影响，这让她总是很容易就觉得沮丧，或是轻易就会发脾气。她的身体出现了越来越多的这样或那样的小毛病，尽管没有一个特别严重，但所有这些健康问题慢慢地消耗了她原本充沛的能量和满满的正能量，导致她总是感到疲惫不堪和精疲力竭。带着一丝绝望，但更多的是不甘认命情绪，她用一句话总结了自己的故事："我的人生绝对不应该就这样结束。"然而，在尝试各种传统的医疗方法手段无果之后，她也开始怀疑自己："我到底有没有机会可以改善现状？还是我就应该认命，接受这些衰老导致的各种问题？"

尽管你无法阻止自己衰老的过程，但还是有好消息——海伦所描述的种种由衰老导致的机能衰退在本质上既不是正常的，也不是无法避免的。此外，每个人都可以对自己衰老过程中的生活质量产生巨大的影响。海伦在遵循本书提供的几个锻炼方法后意识到了这个可能性，而诸位读者也将在本书中获得同样的技巧。现在海伦开始从困扰自己已久的精神衰退中恢复过来，进行几周的实践之后，她感到自己的思维状态变得更清晰了，曾经存在的精神迷雾也移除了，而她也重新获得了对生活的控制权和满足感。发生在海伦身上的可喜转变，也同样可能出现在你的身上。

当我们学会顺应大脑运作的自然方式来调节自己的生活时，脑子自然而然就会变得更加清楚，哪怕我们已经步入老年阶段。人类的大脑自会顺应自然的表达习惯来传递你思维中的信息，当你的理智着重强调积极的意愿，并通过不断肯定自我人生的方法来持续强化这种积极因素时，大脑中处于休眠状态的积极因素将会逐渐演变成全新的、愉悦的生活习惯。**这将能使你的生活更富活力，感觉更加敏锐且更能集中精神，甚至能感到宛如新生的喜悦，而实现这一切远比你想象的简单。**

现代科学也需要古老的智慧

那么，我们究竟如何能优化自己的大脑，并保持（或甚至进一步的发展）大脑的敏锐度？我们可以将神经科学最前沿的进展成果与古老的治愈实践相结合。毕竟，数千年以来，古老的方法也让人类保持着身体健康，而这也正是我们独一无二的研究背景最能够发挥最佳作用的原因。

"我是亨利·埃蒙斯博士，主要研究和从事的领域为综合（整体）精神疗法。我在近30年前就完成了专业的医疗培训，在临近培训结束之际选择了成为一名心理医生。因为这对我来说是将人作为一个整体进行了解和治疗的唯一自然之路——它涵盖了人的身体、头脑、心脏和灵魂。但在我个人倾向于人体整体性研究的同时，精神病学领域则出现了一种越来越严重的简化趋势，整个领域的研究益发集中在对人类大脑（和极少数的大脑化学物质）方面的研究，而忽视了对人类心灵、灵性，甚至是人体其他器官和构造的研究！我在自己职业生涯的早期阶段就已经意识到，这些精神病学领域的普遍做法对我的事业和我的病人都没有任何好处，只好自己另谋他法。

"鉴于我一直以来更关注于健康而非疾病，因此我重新调整了自己的研究方向，将注意力放在了那些能够让人们更健康和更快乐的研究上，这其中包括了研究我们在日常生活中为了保持身体健康而做出的各种选择和决定，以及我们如何将我们的头脑及其产生的无数的思想和情感关联起来，以及在何种程度上我们的心灵才能够算得上是充满了活力并能够拥抱和享受生活为我们提供的一切事物，无论好坏，所有这些都促使我认真地在综合营养、生活医学、印度式草药疗法以及静修训练等领域开展了十分勤勉和广泛的学习。

"过去的15年里，我与来自康复领域的专家合作，并一直在尝试将所有这些来自不同领域的科学实践融合到一起，以形成一个体系性的康复方案，来帮助人们从十分常见的精神健康问题中恢复过来，而且完全无须依赖于药物治疗。我在早年出版了几部作品，阐述了将西方的医药科学与古老的东方智慧相结合，保持良好的精神状态的秘诀，并为诸位读者提供一条清晰的路径，不仅仅能从疾病的困扰中恢复过来，更能拥有一个更富有活力并充满了快乐的人生。而在这本书中，我们也试图通过采用同样的方法来解决衰老问题——我们将把人体所有相关方面都纳入考虑的范围，并同时将神经科学领域新兴的理念与经过无数尝试和实践后得出的普遍理论相结合。我们不仅希望各位能够拥有更多更完整的活跃神经元来保障正常的生活状态，我们更希望各位能够通过实践将衰老的过程变成一个更快乐、更睿智的过程。"

"而我是大卫·阿尔特博士，我从事神经心理学与健康心理学的实践已经有近30年的时间。15年前，我与它人一同创办了康复伙伴中心，并且在这个机构的全面康复中心里致力探索人类大脑和心灵对人的身体健康和日常运作的影响，我一直以来都认为整个人体的健康不能仅仅依赖于心理健康状态。对于每一个人来说，心灵与身体缺一不可，而我的工作正是致力于找到有效的方法，让人们可以将人类所独有的这两方面有效地结合，从而实现全面的健康。这也正是促使我一直以来致力于帮助人们通过改善自己的内在能力来实现医治和发展的目标，帮助人们通过头脑思维来重新激活自己大脑的原因。我主要的职业目标仍是帮助人们发现有用的方法，让他们的生活变得更加丰富，更具意义，也具备更多的目标。

"而我对把大脑科学的知识转化为实用的治疗方案和易学的分步骤治疗法的兴趣，是我个人生活的一个自然的延伸。我的母亲是一名教师，而我的父亲是神经科医生。早在孩童时期，学习与大脑功能之间的相互作用能塑造人们的生活这一效果在我父母亲之间的互动中得到充分的体现，因此我自小对其效果耳濡目染。我对这些学科的兴趣最终促成了一个治疗方案，这个方案结合了基于大脑研究的西方科学以及从多种疾病的医疗实践中发展而来的东方传统治疗手法——这些疾病包括但不限于偏头痛、慢性疼痛以及消化功能紊乱等。

"尽管大脑科学无疑塑造了我个人的世界观和实践观念，我的家庭在我的成长过程中给予我的精神传统却对本书产生了更为显著影响。简而言之，这个家庭传统让我学会永远都要心存希望。像诺贝尔文学奖得主伊利·威塞尔（Elie Wiesel）表示的那样：'希望同和平一样。并非上帝赐予人类的礼物，而是一份只有人类才能给予他人的礼物。'而我个人的希望则是，这本书能够成为我们给读者的礼物。我希望读者可以通过阅读和实践本书所提供的内容和操作方法，找到全新的生活希望，并能重新对生活心怀希望，期待在人生后半程能收获更多的个人奖赏和满足感。"

本书两位作者，一个是医生，一个是神经心理学家，我们的合作已经超过25年了。这些年来，我们一直致力于将最好的西医实践与身心康复做法以互补的方式整合起来。我们都坚定不移地致力于帮助人们发现自己内心深处强大却往往未得到充分利用的资源，并为人们提供各类技巧，只要人们加以实践和练习，就能够让生活重焕光彩和充满快乐。在这本书中，我们将与各位读者分享我们通过长期的职业生涯实践得到的那些有效理念和实践方法。

我们的研究与过去15年神经科学领域的基础性进步有着深刻而紧密的联系，我们现在对于人类大脑的功能和运作方式有了更为全面的了解。例如，你可能已经听说过神经可塑性这个概念，意思是人类大脑具备随着全新经验和体验调整运作模式的能力，这就意味着人类天生就具备了改变和适应的能力，也就是说，我们的大脑从未停止学习！新的体验要求我们的大脑不断地调整和适应，不断地创造新的途径，而我们正好掌握了对这些新途径的质量和方向产生影响的能力。你在生活中做出的选择、寻求的体验以及通过不断地实践掌握的技能，都是能够切实改变自己大脑思维方式的行为。而我们的目标是，向你展示各种方法，利用这些选择、经验和技能来改变你的大脑的运作方式，从而创造一个更具活力的头脑。

但真正令人兴奋的是，我们对大脑的了解越深刻，科学对人脑的研究就越是验证了那些传统的和古老的方法的正确性，即后者在理解大脑功能方面的正确性。正念——这个长久以来都属于佛教领域的一个思想和实践，事实上可以由当今的神经科学家利用最先进的大脑成像技术来准确地测量和研究。而自律能力并不仅仅对于课堂上的孩子们具有重要的意义，这些还是至关重要的生活技能，能够预测一个孩子成年后的成功和幸福程度。事实上，古老的智慧和现代的科学正在紧密地合作（并且继续相互印证），并且每天都有激动人心的全新方式被人发现。二者之间的互动正是我们能为患者提供的最核心服务，这也正是本书要传授给各位读者的最重要方法。

在本书中，我们的目标是将这些科学和智慧转化成一个容易理解的框架，让读者可以轻松遵循甚至希望读者可以通过结合适合任何年龄段人群的一些关键的理念和实用、易操作的训练步骤，重塑年轻的心态，而这些操作步骤对于那些希望能够在自己生命的后半程仍能蓬勃发展的读者来说，尤为有用。

前文故事中的女主角海伦遵循本书提供的实践方法进行锻炼之后，很快就有效地发掘了自己大脑的可塑性，并增强了头脑的灵活性和应变能力，各位读者可以在本书中学到同样的方法。神经科学已经告诉我们，人类大脑天生就是为识别不断重复的模式而设计的。将这个概念延伸开来，就意味着当我们的大脑在不断多次重复某一特定行为时，对应的大脑区域将得到不断的强化，我们试图强化的大脑区域便从而得到了发展。

人类大脑这种对模式识别的天生倾向，可以优化成一个积极的特性。例如，通过训练，我们可以看到配偶身上那些让我们欣赏的优点，无论对方实际上有多少不足之处。有时，当我们遇到一些全新的或意想不到的事物时，我们也可以通过创新的形式来运用已经掌握的思维模式，例如，一个陌生人的无意善举能唤起我们内心的感激之情，因为我们能从自己以往的经历中援引类似的思维或情绪模式，从而产生新的情感体验。

但是，当生活成为一系列无休止的单调重复时，旧有模式的无尽重复反而对我们不利，正如前文女主角海伦所遭遇的那样——"生活中充斥的不过是无止境的老调重弹"。这种单调的重复会导致身体的不适，甚至会出现智力方面的迟钝，并最终导致精神层面的厌倦和疲惫。并且，由于这些自动运作的重复模式数量巨大，加之其运作存在于我们的直接感知之外，这些重复模式很可能成为个人发展的阻碍。

故事的结局完全不必如此惨淡，因为我们是具备了自主意识的人类，我们有能力实现有目的和有计划的发展，而我们改变自己大脑模式的能力是无限的。据说人类大脑中超过1000亿的神经元之间构成的联系组合的数量，比已知宇宙中存在的所有原子的总量更多，这是因为单个大脑神经元与其他神经元之间的关联数量就可达到1万多种！

通过遵循并反复实践本书中提供的有益实践方法，海伦的大脑神经回路开始好转。通过结合适度的锻炼和基于身体运动的冥想，海伦觉得自己的身体开始变得更活跃，感觉也变得更敏锐。她重新获得了充满能量的感觉——整个人的身体和思想、感情、明智的感觉以及理性的情绪都呈现了良好的互动，而她也开始明确地感受到了变化。她不仅感到身体层面的好转，也感觉自己的头脑变得更加清醒，思维变得更加灵活了。

海伦的经历远非个例，尽管每个读者的个人经历可能包含不同的细节，但是海伦所追求的发展路径与各位读者也十分相关。她追求的是与个人的联系和与生活的关联，也是生活的意义和目标，还有快乐和新奇，此外还有希望和信仰。所有这些成为海伦生活的基础，让她可以更好地生活并展现出活出精彩人生的能力。

内心觉醒，思维活跃，大脑敏锐

我们的文化中倾向于将大脑和思维两个词汇当成可以互换使用的词汇，但事实上这两个词所代表的是两个截然不同的事物，而且，为了更优雅地老去并保持大脑的年轻，我们需要很好地区分二者之间的差异。为了优雅而愉悦地享受生活和渐老的过程，我们需要掌握三个核心的特征，即恢复力、活跃度和觉醒力。恢复力适用于大脑，活跃度着眼于思维，而觉醒力则旨在调节内心，所有这些特征都能让我们与他人更好相处。

那么，什么是所谓的恢复力？这就要求我们，即使身处极大的逆境，仍能保持积极的情绪和维持幸福感。掌握恢复力的前提是，必须拥有一个健康的、运作良好的大脑，即一个年轻的大脑。恢复力源自我们人类的大脑——这是人类的一种天赋。但运用这种与生俱来的能力的则需要一个充满活力、互相协调及容光焕发的心灵作为保障，即一个活跃的思维。

我们认为，大脑具备了人体下列功能组合的所有物理特性——包括解剖学结构、生理功能以及保持人类身体正常机能的所有化学过程。大脑就像是人体器官和谐运作的交响乐团指挥，当大脑的运作一切正常，保证所有参与演奏的人体器官都接受了良好的训练、得到良好的休整并获得充足的养分时，我们整个人才会感到充满活力。当大脑处于全面良好运作的状态下，大脑具备了其所需的所有元素，它才能演奏出丰富、响亮和优美的乐章。所有功能各异的人体器官形成一个和谐的整体，演奏出和谐的音乐，才是正确的状态。你固然可以汇集所有最具备才华的音乐家，交给他们最好的乐器，但是如果没有一个好指挥，他们演奏出来的音乐不会动听，传达的声音也不会和谐一致，而这正是一个充满活力的思维能够发挥的作用。

思维这个概念有时很难把握，因为它并不像解剖结构和化学性质这样真实具体。在我们看来，思维本质上是作为一个指导的原则，它涉及了精神、情感和社交能力等可产生和传递喜悦能力的因素。正如一个乐队的指挥那样，思维必须负责监督所有需要注重的细节，但同时要确保不能迷失于细节中。心灵需纵观全局，并应覆盖人类一系列各不相同的能力，应能改变一系列不和谐的音符，将它们转化成充满艺术美感的交响乐章。思维的存在让我们能够利用自己的大脑和身体，创造出充满美感和愉悦的生活。

一个年轻的大脑和一颗充满活力的思维协调工作，就能够谱写出美妙的乐章。但如果没有观众，它是否仍可称为美妙？音乐存在的意义不正是通过与他人关联来实现其存在的目的吗？在这样的情况下，我们必然需要一颗觉醒的内心。每个人的内心都具备了与他人、与自我深刻相连，并从而创造一个充满意义的生活的能力，无论我们曾运用这种能力与否。正是通过内心的感知，我们能彻底地唤醒自己对生活的期许并收获一个敏锐、年轻的大脑和一个充满活力和激情的思维所带来的各种益处。当我们的思维保持清醒，当我们的内心已被唤醒，我们就可以拥有无尽的恢复能力，因此，我们也有望永葆青春。

正如我们在前文的交响乐团比喻中所强调的，一个充满恢复力的大脑和一颗清醒的思维二者之间是相辅相成、缺一不可的关系。尽管我们具备了一个优秀的乐团和一个杰出的指挥，但如果没有观众可以取悦，又有何意义？我们每一个人都期望同时得到，我们也的确同时需要这三样事物——年轻的大脑、活跃的思维和觉醒的内心，只有这样我们才能尽可能地保持健康和活力，实现永葆青春的美好期许。

在治疗实践中，我们经常会遇到同海伦类似的人，他们所提出的各种问题多少与下面的类似：在我余下的生命中，我要如何才能生活得更快乐？如何才能优雅地老去？如何才能更明智地辨别事物？如何才能爱得更深沉？我们希望这些问题也一样能给诸位读者带来同样的触动，而我们在本书中，将致力于通过九个核心的原则为你寻求这些问题的答案。尽管这些实践的理念的操作方法十分简易，但它们一定能帮助你打造一个年轻的大脑，培养出充满活力的心灵并发掘一个觉醒的内心，所有这些将会为你实现快乐生活的目标奠定基础。

如何使用本书

我们从未像现在这样迫切地需要学会将大脑、思维和内心融合成一个和谐的整体。争夺我们有限的时间、精力和能量的需求如此之多，其数量史无前例的多，因此，我们无法时刻轻松地管理这些需求也属正常。这些需求所造成的压力有可能是导致慢性健康疾病在全球范围内大面积爆发的原因之一，而且，随着社会人口的老龄化，专家预计，与衰老相关的脑部疾病将会成为普遍性疾病，而我们的社会并没有准备足够的资源，以应对这样的大面积爆发的病情。面对这些挑战，人们想要强化大脑的恢复力和活力，以更好地适应人生的下半程并实现蓬勃发展，这种需求也比以往任何时候都变得更加迫切。

人生无疑将充满了各种各样无法逃避的挑战，但我们已经具备了克服所有这些挑战的途径和方法。这样一条成功之路扎根于大脑科学，并在实践中注重满足人体和大脑的生理需求，并强调有意识的认知和亲密习惯的培养。遵循我们提供的路径进行实践，你将能够朝着愉悦人生进发，无论生活的道路充满了多少艰难险阻。

本书总共包含四个部分。第一部分作为总纲，旨在为诸位读者提供必要的背景和概述信息，帮助各位更好地了解接下来章节所涉及的内容。其中第2章着重阐述人类大脑的构造，帮助读者理解和接受正念的意图，而第3章则向读者展示了如何将所有的知识运用到实践中的方法，主要通过第3章内容的描述让我们学会如何通过选择注意力分布的领域来让自己变得更为真实和更有觉悟。

我们所提供的训练法的核心内容是：让大脑持续敏锐训练方案。这个方案将在本书的第二至第四部分得到详细的阐述。方案本身包含了9个源自神经科学的重要原则，并为读者提供了打造和维护一个年轻的大脑的所有关键要素。第二至第四部分内容的每个章节将介绍一个关键的原则，其中前三个关键原则（将于第4~6章中陈述）旨在打造一个年轻的大脑，接下来的三个关键原则（将于第7~9章中陈述）将重点强调如何培养一个活跃思维，而最后三个关键原则（将于第10~12章中陈述）将专注于如何唤醒你的内心。

让大脑保持持续敏锐的9个方法

1. 热爱运动 在第4章，诸位读者将学会如何有意识通过身体锻炼和运动，在直接改善大脑的健康和能量程度的同时，优化情绪的质量。

2. 优化休息 睡眠问题似乎会随着年龄的增长而呈指数级倍增。在本书第5章中，读者将学会如何通过安全、自然、结合身心的方法来实现充足的睡眠并进而为头脑充电。

3. 营养均衡 在第6章中，读者将了解到最佳的健脑食物和营养补充，以及如何有意识地调整自己饮食习惯的方法。

4. 永葆好奇 在本书第7章中，我们将探讨如何将新奇、娱乐和求知欲变成年轻大脑的有效养料，以及如何在自己的生活中更多地融入这些积极的因素。

5. 心态开放 在第8章中，我们将学会神经可塑性的相关知识，了解到人类大脑所具备的转变和适应能力，因为这种惊人的能力将贯穿我们人类的一生。通过强化自身保持大脑灵活性的能力，我们将能永葆青春，无论我们在人生的后半程将经历多少无法避免的挑战和挫折。

6. 常态乐观 虽然我们天生具备了不同程度的乐观情绪，通过乐观情绪的培养我们将获得巨大的回报。在本书的第9章中，我们将着重阐述乐观的科学性并向诸位读者展示如何通过这种内在品质的培养来提升生活的质量并达到人生的新高度。

7. 善于共情 我们人类的大脑天生就具备了关爱他人、宽宏大量和富有共情心等能力，而当我们能够发展自己关爱他人的能力时，我们的幸福感也将随之增长。在本书第10章中，我们将探讨移情作用的科学性，并向诸位读者展示如何通过增强移情作用来提高我们自身的愉悦程度。

8. 主动交流 人是社会性动物，而当我们与他人相处和互动时，我们的大脑也会发生改变。在本书第11章中，我们将把与他人建立有意义的关联的重要性，以及培养不断发展的世界归属感的方法纳入思考和训练的范围。

9. 忠于自我　本书第12章将向我们指出实现一个美好人生所必备的最重要的目标之一：越来越充分地展示最真实的自我。真实地活着是所有其他方面的训练旨在追求和实现的最高目标，当我们在不断地追求有意识的、充实的生活以及表达自我最深层次的本性的能力的过程中，真实的生活也同样成为我们的目标。

鉴于所有这些阶段包含着一个自然的逻辑顺序，因此我们建议读者按照章节顺序的自然安排阅读本书内容。每一部分的内容都是对前文的强化和延伸，从学会强健大脑的健康，到保持年轻大脑和心灵活力的关键精神品质的锻炼，到最终实现人类最伟大的潜能，即敞开心扉拥抱生活和他人、学会更好的关爱并最终成就最完整的自我。

你可以活得更精彩

海伦具备了那些让她能够慢慢地重新掌握自己生活的隐藏特质，我们所有人也同样拥有这些特质。海伦拥有力量、拥有蔑视生活既定安排的能力，所有这些品质为她提供了表达自己恢复力的能力。尽管并不是一帆风顺，但她也并没有被生活的困难击倒。事实上，她在自己的话语中表达了一个更深层次的真理，她说："我可以活得更精彩。"跟她一样，我们相信诸位读者也一样可以活得更精彩，哪怕你们目前尚未意识到这一点。我们每个人天生就具备了强大的恢复潜力，能够帮助我们重拾生活的辉煌。如果你感到迷惘，也无须担忧，因为大多数人在一定的年龄都会产生同样的失落感，而你需要的只是一些指导，让你能够培养出让自己回归活力人生路的技能。作为两个同样处在衰老过程中，并同样试图让自己衰老的过程更优雅和更有技巧的男人，我们希望能够跟读者们分享我们掌握的知识，也分享我们在如何将人生经营得更精彩方面积累的经验教训。尽管我们已经踏上了衰老的道路，我们仍有可能拥有一个年轻的、恢复力强的大脑，一颗充满活力与智慧的思维以及一个充满欢乐和已经觉醒的内心，而这些就是我们对诸位读者的承诺。

第 2 章

大脑敏锐度与年龄无关

—————— 人类大脑是如何演变成今日模样的 ——————

打造一个大脑是一项异常艰巨的任务。

——大卫·林登，美国作家

核心概念

· 曾生活在这个地球上的每一种生物，其大脑的所有元素，都可以在现代人类的大脑中找到印记。

· 尽管不同的大脑区域经过进化，已经演变出不同的职能，但只有当大脑的所有区域协调工作时，人才有可能发挥自己的最大潜能，在衰老的过程中更是如此。

· 实现大脑健康运作的一个关键因素是学会控制大脑，学会在大脑对一种情感或精神的触发因素做出反应之前掌握精神刹车的能力。

· 通过给予大脑充分的刺激、挑战和新奇的体验，能够保证大脑获得足够的刺激和培养，这将有助于保持大脑的活力，你能够在迈入人生的第80个年头时，仍然拥有一个健康的大脑。

三磅大脑有无限可能

在我们的头骨里，有一样被科学家们称为"三磅宇宙"的东西，这个事实会不会让你感到十分惊奇——这个漂浮在由脊髓液形成的碱性海洋中，而且看起来像是明胶制品的灰白色玩意儿，实际上却控制了我们生命的方方面面，这个事实会不会让你感到很怪异？大脑出现和演变发展的历史长达数亿年，早在现代人类，甚至是现代人类的远古祖先学会在地球上直立行走之前，大脑的演变历程就已经开始了，而现代人类的大脑则是最新也是最伟大的进化成就。这个成果是各种形式的地球生命在优胜劣汰的历史过程中，经历了无数宏大实验后得到的最高成就。

为了让诸位读者更好地理解我们如何能通过专注头脑的研究来实现长期且充满活力的健康状态，我们先来提供一个关于现代人类大脑的历史和功能的简单介绍。当然，要理解下文提供的信息，你无须浸淫神经科学多年。通过理解人类大脑所拥有的部分能力，你就能够开始理解，为何人生的下半段也可以像沉淀多年的老酒，不仅不会衰退，反而可以收获特殊的能力，从而更加快乐和充实。

我们的大脑中有几十亿被称为神经元的细胞，而这些细胞相互之间又建立起了多达数万亿的相互关联。神经元之间这些数不胜数的相互关联在我们的大脑中形成了复杂而微妙的电力和化学网络，而这些网络的形成有赖于我们人生的经历以及我们与他人的互动，也正是我们与他人之间不断开展的互动，让我们的大脑能够得以发育，并在我们进入更成熟的阶段时仍继续保持发展。

大脑这个令人惊奇的器官每时每刻都在监督和调节着人体的功能，即便是最细微的细节，这样才能维持和延长我们的生命。尽管大脑只占据身体不足2%的重量，却消耗了人体高达20%到30%的能量。如果大脑这种对能量的获取被打断，即使只是一瞬间，其后果也可能是人类丧失意识（如果血液供应没有得到及时的恢复，则可能导致更糟糕的后果）。人类的大脑还让我们能够产生并表达思想，帮助我们应付身边的世界并对其做出反应，最重要的是，我们之所以能够产生深刻的、充满爱意的，持久的关系，是由于大脑——最重要的器官，正是这些关系使我们的生命具备意义和目的。

随着年龄的增长，我们的大脑也会衰退。当我们步入中年后期，大脑运作的速度将减缓，这将直接影响到我们表达的速度或我们学习新事物的速度。但好消息是，我们能够对大脑在特定方面的变化产生影响，保持大脑的一些年轻和活力，并强化大脑的其他区域，以弥补衰老所导致的无可避免的衰退现象。如果我们在衰老的过程中试图保持大脑的年轻和敏锐度，那么至少应给予大脑与自己的心脏、皮肤、肌肉和身体其他器官一样的同等关注。只有这样，我们才能够在察觉到大脑衰退的一些早期迹象时不会感到沮丧——或是恐惧。

我会得阿尔茨海默症吗

布莱恩在自己60岁的时候提出了一个简短的问题，却深刻地表达了很多人心中最深刻的恐惧，这个问题就是："这是阿尔茨海默症吗？"而早在几年前，布莱恩就已经注意到了若干精神层面能力的变化，触发他想到了这个问题。例如，想要记住人名、地名或事件变得越来越困难，每次回忆都会十分令人沮丧地卡在了"话到嘴边却说不出来"的困境。当与一群人交谈时，他往往比其他人更加难以跟上跳跃和不断进展的谈话内容。他发现自己开始更经常地、不断地反复寻找同一件东西，或是有时候发现，自己已经完全跟不上同龄人的思维节奏，只能像一个旁观者那样看着同龄人愉悦地交谈。还有的时候，他发现自己会很轻易地就忘了自己最初的行为动机：例如他可能在走到某个房间中，发现自己完全想不起来为什么自己要来这里。而布莱恩并不知道，这些糟糕的经历在他的同龄人或是比他年纪更大的人群中十分普遍，并且这些经历所呈现的大脑功能的衰退事实上与令人惊恐的阿尔茨海默症之间往往没有任何关联！

在针对成千上万的60岁、70岁甚至是更加年长的人群做了评估调研之后，我们发现，自己每天都在与布莱恩所描述的种种恐惧打交道。在我们的文化中，衰老和死亡是令人恐惧的暗淡前景。我们将数十亿美元花在对永葆青春的追求上，但这不过是再度印证了这些恐惧对人类有多么深远的影响。然而布莱恩所表达出的忧虑，已经超出了所有人类必须面临的死亡的范畴，这是更深层次的一种担忧。他担心自己被诊断出患有阿尔茨海默症，因为他十分清楚，如果这样，自己将以何种方式死去：死亡的过程对他而言将变成一场漫长的心理和生理机能缓慢而可怕的衰退。记忆力的衰退可以被当成惨淡人生结局的一个先兆，而我们很多人都存在着同样的忧虑。

就在生命的步调开始放缓，最终进入了一个不那么忙碌的人生阶段时，就在多年忙于养育子女和奋斗事业的人生终于可以开始放松下来之际，就在我们对于一个悠闲人生的期许终于有望实现的时刻，与布莱恩同龄的人们却开始担忧自己不断衰退的脑力技能可能会彻底地摧毁他们这些关于未来生活的梦想。正如布莱恩所说的那样，"就好像我自己的大脑背叛了我"。

值得庆幸的是（尽管很多时候你会怀疑这个论断），布莱恩所提出的疑问通常能够得到一个积极和令人放心的简短回答："这不是阿尔茨海默症。"听到这个答案的他，轻松之情溢于言表。随后，更具体的问题又被提了出来："如果这不是阿尔茨海默症，那到底是怎么回事？为什么我的身上会出现这些衰退的变化？如果有可能解决这些问题的话，解决的方法是什么呢？"

尽管布莱恩的担忧以一个非此即彼的方式表达了出来，即"我到底是不是得了阿尔茨海默症"——真正的问题却更为复杂，也需要更直观的认识和解决方案，因为布莱恩真正想要问的是："我的人生真的要以这样的方式惨淡收场吗？"

阿尔茨海默症（俗称"老年痴呆症"）被认为是一种既没有治疗方法，也没有好转希望的疾病，一旦确诊，就意味着病患将最终彻底地失去对自己心智和未来的控制，又有谁能在面对这样惨淡未来的时候不感到害怕呢？

值得庆幸的是，在本书接下来的章节中我们将会看到，这些想法从好几个方面来看都是错误的。首先，即使被确诊了阿尔茨海默症，我们仍可以采取很多办法来维持个人生活和生命的质量。其次，对阿尔茨海默症的恐惧，在很大程度上只不过是我们对衰老过程产生的诸多恐惧的一个显像。例如，我们会变得体弱多病，我们将无法照顾自己，我们将会丧失自主的权利等等，诸多忧虑不胜枚举。

我们将在下文中证明，人类大脑具备强大的恢复力，且对新鲜事物永不疲倦，它总是渴望能够在我们越来越长寿的人生中得到持续的学习和发展。但如果我们因此就指望这个学习的过程自然而然地发生，是不现实的，就好像你坐在汽车里什么都不做就指望车子能够自发将你送到想去的地方那样。在前述两种情况下，驱动和方向的把握都是必要的，只有两个动作都完成了，这些工具才能够帮助你抵达自己的目的地，并且能够让你在抵达终点的时候获得更强大的生命力。

正如布莱恩所实践的那样，我们可以将自己的恐惧转换为积极的措施，让自己迈上实现更充实人生的道路，但在我们学习如何医治大脑之前，首先要更多地了解人体这个最至关重要器官的相关信息。

健康的大脑什么样

大脑是如何发展成现在的形态的？经历无数代人演变和发展的大

脑到底由哪些基本因素构成？这些大脑的结构如何影响我们的日常决策、我们人际关系的健康状态、我们对幸福的追求以及从生命中不可避免的痛失中恢复的方式？我们又是如何利用自己的大脑，来满足我们在超过90年的漫长寿命中对生活的更高追求？

了解人类大脑超乎想象的复杂性的方法之一，就是从大脑的层次和结构方面来考虑，因为这些结构是人类经历数亿年的进化发展才得来的。有四个截然不同的发展层级能够反映出这一演变历程所经历的一些重要阶段，它们是：

- 本能的大脑
- 情绪的大脑
- 自适应的大脑
- 可移情的大脑

本能的大脑：内在的爬行动物本能

用手握拳。这个握住的拳头就代表了大脑发育最低级，也是四个阶段中最古老的阶段，也被称为爬虫类脑，也被称为本能的大脑，因为它控制了我们人类最纯粹、最基本的本能。例如，本能的大脑可以控制基本的生命功能，如呼吸、心率、肌张力的放松以及人体最基本的新陈代谢作用，觉醒水平（即人体在任何给定时刻的警觉性和活跃度），识别刺激并对刺激做出迅速反应的能力，判定人体所感知的某样事物是应该被忽略或是应该给予快速的自动响应等。这样一个本能的大脑，不存在感觉，没有复杂的情绪，也不存在有意识的思想，更没有面对大小决定时所谓的内心斗争。

这是一个充满了身体本能反应的范畴，即所谓的无意识的肢体反应。本能是迅速且一成不变的——针对某一特定的刺激，机体只会一遍又一遍地做出同样的反应。尽管本能的大脑具备一些其独有的优势，但所有人都应该经历过自己曾因需要做出某些重要决策而痛苦不堪的经历。尽管能够不费吹灰之力，无视这些导致精神层面痛苦的利弊权衡就做出快速的决策的设想听起来十分诱人，但这样一种本能的反应或许可能导致一种大多数人不愿意承担的代价。要实现无意识的决策，可能要求一个极度退化的、简单的大脑。正如莱尔·沃森（Lyall Watson）这个著名的科学家曾经说过的那样："如果大脑简单到能让我们轻易理解，那我们过于简单的大脑也同样会导致这种理解成为不可能！"幸运的是，人类的大脑最终进化出了一个更高的层次，让我们的脑力得到了升级，为人类提供了更多的选择来做出反应，同时也为人类提供了显而易见的生存优势。

情绪的大脑：将记忆与情感融合

大脑进化实现的这个阶段也被称为大脑边缘系统（或情感的大脑）的全新高度，代表了人类进化史上一个巨大的飞跃。为了让这个进阶的状态可视化，请用另外一只手包住刚刚握起拳头的那只手。这个新演化出的大脑除了囊括所有原有大脑的构成（即握拳的手）之外，还包含了新的构成（即包在拳头外的那只手掌），它让人类能够产生情绪体验并进行管理。这些不同的情绪状态使人能产生复杂的行为，如照顾和养育年幼的孩子、与社会群体中其他个体建立联系，还包括参与娱乐活动的能力（而游戏在维持大脑健康状态中的重要性将在本书第7章详细阐述）。这些不可或缺的大脑边缘结构使人类能够区分于其他物种：它们让人类能够产生感觉，并且可以在这些感情的引导下呈现更复杂，更具有生命意义的行为。

　　情绪体验的另外一个名称是情感（affect），这是一种感觉的状态，但却不涉及通常与人类的情绪挂钩的反思性或自我意识等方面的体验。情绪需涉及感觉，但二者并非同一概念或完全一致。例如，当你走在沙滩上不小心踩到一块玻璃时造成的疼痛感是一种感觉（sensation）。首先来讲，这其中并不涉及情绪、判断或恐惧等因素——这种感觉的产生仅仅是因为脚部某处神经感测到了玻璃刺穿皮肤的状态，并将这种状态经由脊髓传输该信号至爬虫类大脑的信息接收中心，这是本能的大脑（我们刚刚在前文阐述了这个概念）在发挥作用。

　　而接下来发生的事情则展示了我们的大脑是如何已经超越了本能的大脑的阶段，并进化到了情绪的大脑。当你感觉到玻璃碎片切割并刺入你的脚底，疼痛的感觉几乎是瞬间便让位于恐惧的情绪，而这种恐惧的状态会自动屏蔽大脑对其他状态的关注——这让刚刚产生的疼痛/恐惧的信号成为大脑中优先等级最高的事项，无论大脑当时正在处理什么事物。这就是情绪的最重要作用之一：帮助我们专注于最紧迫和最重要的信息。情绪帮助人类的大脑判定什么样的信息需要跳转到最紧急状态，这种处理模式让特定信息能够优先获得注意力和能量，从而让人类能够在特定的时间内采取最佳的行动。

但情绪并非人类大脑擅长的唯一事情，大脑还可以将这种感觉转化成动机，从而产生行动。让我们回到前文中被尖锐的玻璃碎片穿透的那只脚，这只脚继续向大脑传递疼痛的感觉，但这一次除了疼痛感外还有恐惧感。二者的结合通过脊髓迅速向大脑发出电波信号并优先抵达接收中心，然后产生强有力的动机，促使身体立刻采取行动将重心迅速转移到另外一只脚上，并弯腰仔细检查伤情。

假如这不是你第一次踩到碎玻璃，又会怎样？显然在这种情况下，这种动机的催促效果会更加强劲。因为过往经验的记忆会强化这种情绪的反应，并增强采取行动的动机和行动速度。记忆——一种捕捉过往经验并将其存储到神经网络中以备将来不时之需的能力，甚至在原始生物的大脑中也有迹可循。这种能力提供了两个最基本的生存优势：帮助生物记住哪些东西是可以靠近的（如食物等），以及哪些东西是应该躲避的（如捕食者等）。如果这种能力不能同时激发生物采取与记忆相关的必要行动，则这种记忆能力的用处并不大。情感的状态提供的一个最重要的进化优势就是突出关注的焦点，这能帮助人类在任何时刻都能辨别出最具重要性的事项。在存在无数试图争夺大脑的注意力的事项时，这种能力赋予了人类巨大的适应优势。

布莱恩对于阿尔茨海默症的恐惧以及对未来的可怕猜想暂时性地击垮了他的意志，这导致他一直无法采取行动来转变这种状态并继续踏实地生活。因为这种恐惧的情绪屏蔽了其他的可能性，并迫使他的思绪一直停留在一系列负面的思想上，而这些思想本质上让他相信自己的人生肯定会就此惨淡收场。而一旦布莱恩能够理性且坚定地选择无视这种忧虑的根源，那么他就能够重新调整注意力关注的方向，学会他完全有能力掌握的方法，并从而确保自己未来的生活变得更加充实。

布莱恩可以通过各种治疗法来探讨自己可以采取什么样的行动，但同样重要的是，他需要调整自己对于恐惧的条件反射式过度反应。正如我们前文所说的那样，当恐惧被过度激活时，它就会抢夺我们的注意力并寻求解决产生恐惧根源的方法，而大多数时候它选择的方法就是挣扎或逃避。而布莱恩已经形成了逃避这个反应机制，因为他让自己的恐惧成了生活的主导，他也默许这种恐惧封杀自己生活中更灵活、适应性更强和更能延长寿命的其他可能性。因此，学会培养自己应对困境的能力，或掌握在情绪不稳定的情况下不被负面情绪牵着鼻子走的能力，对于布莱恩来说就显得至关重要。本书第3章将教会各位读者如何才能将自己的注意力专注于自己想要关注的事项上，而这种能力也将成为培养困境应对力的基础，也是恢复能力的一个重要组成部分。

情绪的大脑让人类能够协调情绪、动机和记忆力，但前述三者都不需要人类做出任何带有自我意识的主观行为。换句话说，在经历情感、激活记忆和产生动机的过程中，所有这些产生的过程都不需要出现标志性的"我"，也不需要人类意识到自己正在产生或正在引导这些经历。这种标志性的"我是……"的自我意识，其产生和发展可能需要经历数亿万年的进化过程。而大脑发育的下一个阶段，即自适应大脑阶段，给我们带来了新的大脑皮层，让人类成为独一无二的物种。

自适应的大脑：敏锐感的发展

进化成功地将人类的五种感觉，即嗅觉、味觉、触觉、听觉和视觉，与由本能的大脑所驱动的自动反馈机制联系在一起后，又接着创造了一个包括所有基本情感状态的系统，来帮助人类在任何特定的情况下确定最适当的反应，即情绪脑。而在此之后产生的，是一个了不起的能力：决策能力，以及改变人类行为的能力——这个能力的产生是人类所有复杂的情绪的必然结果。这个结果被称为反应柔性（response flexibility），而这也是自适应大脑的一个重点标志。

很多人认为，生命进化的过程是逐渐变得越来越复杂，然而，尽管人类的大脑比果蝇的大脑更为复杂，这种复杂性却并非区分人类和其他物种的最突出特性。真正让人类成为独一无二物种的，是我们调整和适应不同的环境和情况的伟大能力。这种自适应的灵活性成为人类大脑发育的第三个主要阶段，而它也是能够帮助我们成功度过人生后半段的最重要资源之一。

人类大脑的第三皮层是新哺乳类脑复合物（这其中包括了新皮质层）。第三皮层位于前面两个大脑皮层的上方和四周，英语中的大脑皮层（cortex）一词源自拉丁语，该词原意指的是"树皮"（bark），这十分形象地描述了大脑最外层皮质层的特性。想象一下你刚刚握拳的手以及包住它的另一只手，现在被套上了一层温暖的、尺寸完美契合的衬垫手套，这个手套就是大脑的新皮质层。这个厚达7毫米的丰富脑组织曾布满了密密麻麻的神经细胞，再加上每个神经细胞之间的连接如此紧密，以至于皮层自身在不断发育和延展的过程中开始出现了褶皱。因为，如果这个皮层不产生自身折叠，我们的头骨会变得过大和过于沉重，以至于人类的脖子和肩膀无法支撑头部的重量。如果这个皮质层完全平铺开来，其表面面积将相当于两张平铺的都市报。想象一下，我们如何能够整天头顶这么沉重的负担四处活动！

新皮质层的褶皱所产生的沟（脑沟）和脊（脑回）被区分成四个主要的区域，每个区域各自承担某些特定类型的感觉信息的存储和控制功能，它们是：枕叶（处理视觉信息）、顶叶（处理立体空间关系）、颞叶（处理声音，尤其是口头语言和非语言类语音信息，如音调和声音的转调等）以及额叶（主要负责整合与协调从前述三个区域传递而来的信息）。

这四个脑叶的区域将人类大脑的功能升级到了一个新的高度，正是因为有了这些脑叶，前文的感觉（疼痛和玻璃刺穿脚底）才能变成抽象的意义（"下一次，我要穿鞋"）。换言之，正是在这些脑叶区域，我们通过感官体验获得的视觉、听觉、触觉、味觉和嗅觉整合成完整的人生体验。例如，你可以回忆一下自己最近在跟其他人共同进餐时进行的对话：通过她的面部表情、她的声音和她在空间层面的肢体动作，以及她身上古龙水或香水的气味，或你们一同享用的重口味饭菜，都融合在了一起，并形成了一个持续不断的综合体验。大脑的新皮层将人体的感觉与其所具备的社会意义融合到一起，而这其中所涉及的处理的程度和复杂的水平极高，同样的变化根本不可能发生在发育水平较低的其他物种的大脑中。

然而，这样一个令人惊艳的人类大脑仍然还是缺少一些东西，群居生活以及彼此在处理复杂的人际关系网络的挑战，要求人类的大脑发育出第四个区域，而这也成为人类大脑最终极的演化。

有同理心的社会脑：前额叶脑系统

当布莱恩得知自己并没有患上阿尔茨海默症后，他的恐惧逐渐消退，但如果他的恐惧感继续加重，他将依然没有为管理这一情绪做好充足的准备。如果发生了这样的情况，布莱恩就需要学会利用自己大脑中第四个区域，即前额叶皮层（PFC）。前额叶皮层（PFC）具备以下五大核心功能，而基于这五个功能，可以形成一个富于移情能力和社会能力的大脑：

· 感知当下时刻正在发生的事情；

· 注意到我们对当前发生事情的情绪反应；

· 运用精神控制能力以防止出现冲动的反应；

· 利用以往的记忆来帮助找到对当前形势能做出的最佳反应；

· 基于前述步骤拟出一个适当的计划，并将其转变为行动。

首先，布莱恩通过冥想，学会了管理情绪和集中注意力。然后，依靠前额叶皮层（PFC）具备的五大核心功能，布莱恩将变得更能接受自己的真实想法和感受（根据他的具体情况，主要通过自我意识训练实现）。掌握了这些技能，布莱恩就能够迈出最至关重要的第三步：通过不断地弱化负面的情绪和积极地培养更多的积极情绪，布莱恩改善了自己的人际关系。因为能够及时地制止自己恐惧情绪的蔓延，布莱恩就能够把自己的注意力转移到更积极的方面，以创造一个更健康的自我形象，并与他人建立更有效的相互扶持的人际关系。

我们天生就具备同理心，也天生就需要与他人建立联系（这两个主题都将在本书第二部分进行论述）。我们需要感受到怜悯和与他人的关联，然而衰老的过程可能会不断地加重孤立和疏离感，而这两方面与衰老相关的恐惧，也将随着我们的朋友因疾病或死亡的逝去而不断被加重。

聚焦注意力、强化对悲痛的容忍度，以及培养积极的情绪状态都有助于让我们重新与其他人建立联系，它们是从根本上解决孤立和孤独感的良药。对于布莱恩而言，这些至关重要的技能不仅仅帮助他有效地控制了自己的恐惧情绪，还帮助他在步入60岁时仍能保持充满活力的状态，甚至让他能够更加乐观地面对以后的生活，更急切地想要去探索接下来的人生还能有什么样的惊喜在等待。

大脑的一生发展

因此，让我们来探索，人的一生中大脑会发生什么样的变化？为什么人类的大脑随着我们年龄的增长，反而不会变得更能保持连接或变得功能更强大？我们是不是一定要被动地坐等着自己认知功能的衰退，仅仅是因为这好像已经成了人生最后几十年最常见的问题？

神经科学研究员和作者帕梅拉·格林伍德（Pamela Greenwood）博士写道："认知能力的下降在健康的老年阶段既不是普遍的，更不是无可避免的。"但是我们要怎么做，才能极大提高我们在一生中都能保持大脑活力的概率？哪怕我们已经知道，功能的衰退并非无可避免，我们也清楚地了解到与衰老相关的变化一定会发生。因此，我们有足够的理由提出这样一个疑问，即从刚出生的婴儿时期到行将就木的老年时期，人类的大脑到底经历了怎样的变化？

想象这样一个场景，一片古老的森林，林中到处都是成年的大树，郁郁葱葱的树冠构成了一幅赏心悦目的画面。忽然之间，天色暗了下来，一场风暴即将来临。一个闪电点燃了森林中的一棵树，然后很快地，熊熊的烈火蔓延到了整片森林，最终，这个森林烧得只剩下地面上一层厚厚的、营养丰富的灰烬，然后雨水降临。没过多久，一个新的森林在原先森林被烧毁的土地上出现，在每英亩面积的土地上将有近15000棵新树发芽，但只有极少数的新树能够存活下来。当这片森林再次达到成熟状态时，能够存活并成年的树木大约只有每英亩50～150棵，其数量甚至可能不到原有发芽数目的1%。

在人的一生中，人类的大脑也会经历一个非常类似的自然削减过程。我们所拥有的神经元数量，在出生时是最多的，在接下来的任何人生阶段，我们都不可能再次拥有同样数目的神经元。正如前文故事中的森林那样，大多数人的大脑的成长过程是一个对许多独立的神经元进行活性削减的过程，而在这个过程中，被保留神经元之间相互关联的数量会同步增加。在森林中，树木枝干的密度能最大优化树木从阳光中吸取生命能量的效率；在人类的大脑中，是神经元之间相互关联的密度来优化人类大脑的能力，即监督大脑所具备的诸多维持人类生命的任务的能力。

　　需要注意的是，在成年人群体中，这些神经元之间相互联系的密度并不会因个体的差异而存在巨大的不同，因为大多数的人类拥有大致相同数量的神经元。例如，研究发现，爱因斯坦的大脑中缔结的神经元的组织密度并不比一个普通人更多，但爱因斯坦的大脑与众不同的地方是，他的大脑所拥有的特定的脑细胞，即被称为神经胶质细胞的数量要远远多于其他人，而这些神经胶质细胞的主要功能是为其上生长的神经元提供搭建联系的材料。虽然目前尚未完全得知神经胶质细胞能如何强化脑内信息共享的能力，但是，已经十分清楚的一点是，让爱因斯坦成为著名的爱因斯坦的原因是，他大脑中存在的海量的各种类型的连接通路，而这些通路密密麻麻地布满了他整个大脑，爱因斯坦大脑中神经元和神经胶质细胞之间的海量连接为他提供了比普通人更多的连接通路。我们无法承诺让你成为下一个爱因斯坦，但你可以通过本书提供的训练方法，极大地改善自己大脑中的连接，并从而增强生命的活力与生机。

　　那些可以用来增强大脑内部连接性的具体操作步骤（将在本书第二部分进行详细阐述）实际上模仿了大脑自然的学习和发展模式。就这一层面而言，本书提供的那些为自然的衰老过程注入活力的方法，事实上结合了大脑自身的行为和变化，这使我们更容易在自己的生活中融合这些具体的操作步骤，并确保随着自己头脑和身体状态的改善让大脑更加充满活力。无论我们在本书中提供的方法侧重的是身体层面（如运动或饮食习惯），或是心理层面（如让自己变得越来越具备好奇心或是寻求心理层面的挑战），还是社交层面（如深化自己与他人的社交关系并赋予更强的移情能力和趣味性）等，所需的核心技能体系都是同样的。简而言之，它们都要求持续和定向调控的注意力，以及不断地重复进行同样活动的意愿，还有在精神层面观察和审视自己行为的能力，但需摒弃自我批评和自我论断。

大脑发育的电子流

就像地球上的天气都是由洋流形成的那样，我们人类的情绪、认知和反应的模式也受到大脑内流动的电流的影响。从生命的最早期开始，大脑的发育就调节着我们的精神和情感的性质，然后通过我们的个性体现出来。就像天气那样，我们的个性风格也十分善变。要在人生的下半程对这种风格的变化进行积极的引导，我们需要影响大脑中流动的三大主要电子信息流，即由下至上、从后到前以及从右到左。通过逐步改变这些电子流的方向，我们能够帮助大脑在高龄阶段仍保持青春和灵活。

大脑由下至上的电流转向所诱发的成熟大致上遵循了前文中所描述的大脑进化历程，即从融合本能与情绪，到自适应的大脑，再到社会脑这样一个演变的路径。这种信息流自下而上的成熟过程需要本能的驱动，也要求我们在拥有一个运作良好的大脑皮质层的前提下能广泛地拓展自己的能力范畴。

第二个电流转向所诱发的成熟，指的是大脑从后向前的成熟过程。大脑的枕叶、顶叶和颞叶不断地向大脑的额叶和前额叶区域输送感官信息，在额叶和前额叶区域，这些感官信息得到融合，从而让人类能够基于对所处世界的丰富、综合感官体验来制订计划，做出决策。

或许最重要的电流转向所诱发的大脑成熟是从右向左的转变，在生命的最初几年，右侧大脑（大脑右半球）起主导作用，大脑右半脑好像是专门为处理全新的、以前从未遭遇的各种各样的经验而准备的。而在人的一生中，大脑左半球会变得越来越占据主导位置，因为我们不断地积累经验和信息，并将这些经验信息分门别类地按照所属的精神范畴存储到大脑中。

当我们开始进入生命的后半程时，前述自下而上、由后之前以及从左到右的电子信息流的重新定向和转变，已经逐渐掌握了主导地位，并且已经变得非常完善。积累了足够的生活经验，我们已经对很多事物十分熟悉，也掌握了诸多方法，这能帮助我们恰当地开展工作和处理人际关系，而且我们也具备了足够的能力，能够处理日常生活出现的很多基本问题。

此外，还存在另一个对维持大脑的活力具有至关重要影响的关键模式，就是我们在前文中提到的，神经元的自然修剪。神经元的自然修剪过程将持续一生，但在人生的最早期几年，这个修剪的速度要缓慢得多。一般情况下，那些最晚发育成熟的大脑区域反而最容易成为这种自然修剪过程的受害者，而这将会导致人的认知能力随着年龄的增加而衰退，除非我们能够采取行动扭转这个自然的趋势。

用进废退，回忆与梦想的选择

至关重要的一点是，前文故事中的布莱恩需要能够意识到，衰老的各方面体现可能会影响到其大脑额叶和前额叶区域的神经元。布莱恩在自己的初始评估中表达了对下列一些问题的担忧：

· 处理信息的速度大大减慢；

· 同时关注多个对话或活动的能力下降；

· 长时间保持注意力集中的难度增加；

· 在学习新信息时面临的挑战比以往更大；

· 在回溯记忆提取信息时所耗费的时间变得更长（例如人名、名称或指令等）。

这些都是衰老过程所导致的正常变化，但是并不一定意味着人体产生了病变，这些精神方面的衰退也反映了同时发生在身体方面的一些负面变化（例如，动作变得更迟缓，精力变得更加不济以及学习新技能变得更加困难，无论是学习钢琴、游泳或是学习一门新外语）。然而我们往往对身体方面的变化的接受度要高于对精神层面的变化，或许是因为我们觉得精神层面的衰退往往意味着无法治愈疾病的存在，而我们希望通过本书改变诸位读者所持有的类似论断。

背外侧前额叶皮层（DL-PFC）是负责解决问题、进行规划和做出决策的最主要大脑区域。尽管是最后才发育成熟的大脑区域，背外侧前额叶皮层所负责的上述能力的衰退，往往是衰老导致的第一个微妙却明显的精神层面变化。但这种放缓可能只是表明，这部分大脑随着年龄渐长而出现正常衰退。

"用进废退"这句格言在很多年前一度十分流行，而事实证明，这句话的描述十分准确。大自然有一种倾向，只保留得到积极利用的功能的，这能节约宝贵的资源。公驼鹿会长出一个可重达五六十磅的鹿角，这个鹿角的主要功能体现在春天的发情期。在发情期间，公驼鹿之间用鹿角缠斗，来赢得母鹿的注意力和交配权。但随着冬季的降临，拖着一个大约五十多磅的鹿角，不仅毫无意义，还非常危险因为这些额外的重量将大量消耗公驼鹿为过冬而储备的宝贵能量，所以这时公驼鹿会脱掉鹿角——待到来年春天再长出一对全新的鹿角。

同样，大脑系统被维持的比例直接由其各部分被使用的频率决定，任何没有被主动使用的思维能力都会在大脑将其宝贵的能量分配给其他区域时开始衰退。问题的关键在于，我们可以通过发挥积极作用，自己决定大脑的哪些区域需要得到最积极的利用。在这个过程中，我们可以增强自己的能力来维持现有的能力，并延缓解决问题或其他对我们非常重要的精神功能的衰退。

大脑的衰老通常会遵循下面两种路径的其中之一。如果在衰老过程中，身体和精神的健康得到良好的维持（本书接下来的章节中将详细地探讨如何实现这个良好地维持这一目标），那么在正常的衰老过程中，认知功能的衰退将会惊人的轻微，这种良好的状态可以持续到生命的第80个年头。而另外一条路径则往往伴随着阿尔茨海默症这种疾病，并会很明显地持续吞噬大脑的具体结构，随着时间的推移，这些疾病会导致认知健康出现更显著的衰退并逐步地侵蚀人类独立生活的能力。

越来越加快的人口老龄化现象本身似乎已经加重了对阿尔茨海默症的恐惧和担忧。到2020年，我们社会中超过20%的人口将超过60岁，与此同时，85岁及以上年龄的高龄人群数量也在不断增加。据估计，在未来20年，每天都会有上万的美国人加入65岁以上的高龄人群。

这意味着将有一大波的人群面临着需要把握机会学习，学会如何通过保持大脑的活力来确保衰老过程的健康。对这一群体施加积极的影响并改变他们对于未来的观点变得尤为重要，因为，针对婴儿潮时期出生的人群所做的民意调查显示，与社会中其他年龄段的人群相比，这个时期出生的人在整体上对未来的生活的看法更为悲观。如果这个群体中多达8500万的人口，在度过自己人生后半段时都秉持着悲观的想法，杜绝一切积极乐观的因素和实现积极而丰富的健康老龄化的机遇的话，将是人类潜能的一个巨大损失。

尽管我们认同社会对阿尔茨海默症的普遍关注和担忧，但我们认为，这些统计数据可能会产生误导作用。现在，有更多的人正在遭受着不同形式的痴呆症的折磨，这是一个不争的事实，但这并不意味着阿尔茨海默症的大范围"蔓延"，并且会像流感那样传染。我们可以从这个角度来理解：即因为越来越多的人变得更长寿，因此在阿尔茨海默症发病率维持不变的前提下，出现阿尔茨海默症症状的人数也会随之而增多。看起来像是阿尔茨海默症的患病率上升了，但实际上真正的原因，是长寿的人变得更多了，而随着更多人变得更长寿，很多人迟早都会出现这些阿尔茨海默症的症状，第一世界国家中人口预期寿命的增加已经造成了极为严重的社会和医疗难题。我们延长寿命的能力，已经远远超过了我们对如何让这些额外的岁月变得更具有意义的认识能力，而且我们尚不知如何才能活出一个目标明确的下半辈子。

大脑是一个不知疲倦的信息处理器，它总是渴望获得更多的信息，并且到底做出何种反应需取决于到底是哪一边的大脑半球主管信息的处理。对于一个全新的信息，大脑右半球做出的反应可能是："嗯，这挺有意思的。我还从来没有遇到过这样的信息，所以让我来尝试理解一下。"而对于一个似曾相识的信息，大脑的左半球做出的反应是："我知道这是什么，曾经见识过，也曾经处理过。"

大脑接收到的信息只会分成两种：要么是熟悉的信息，因为这对于大脑来说具备了可识别的模式；要么是全新的信息且带有完全陌生的模式，这样的信息必须首先被大脑解码，然后归类。大脑的右半球从全新且不熟悉的信息中提取模式，然后传递到大脑的左半球。大脑的左半球将接收到的信息存储起来以备后用，并且通常会通过文字描述的形式给新模式打上标签。语言对于经验的交流至关重要，这就是为何很多人在发现自己无法像过去那样迅速地找到合适的表达词汇时感到十分沮丧，而类似的经历在老年人群中比比皆是！随着年龄的增长，大脑左半球继续担任积累和存储生活经验的功能，然而与此同时大脑右半球处理新信息的能力却在一点点的衰退。但是，这真的不可逆转吗？

大脑右半球衰老的速度更快，所以导致人们的脑力变得没有那么灵活，并且变得更加的"冥顽不化"？这看起来像是对大部分老年人的常见描述。还是因为人们在衰老的过程中逐渐形成了既定的生活方式，而这种既定的行程不会要求他们处理全新的体验？这是一个典型的先有鸡还是先有蛋的问题。关于这个问题的相关研究远不足以达成一致的意见，但已知的信息是，当人们经过深思熟虑之后，决定暴露自己和他们的大脑去面对全新的挑战性经历时，他们大脑的右半球其实展示了功能的提升和改善，就像前文男主角布莱恩所经历的那样。

"用进废退"看起来似乎真的特别适用于正在老去的大脑。我们不断使用和刺激的大脑功能不仅能得以维持，甚至还能得以强化，而那些被我们忽略的大脑功能的确会衰弱甚至萎缩。一位教师曾经说过"老去，就意味着你对过去的回忆已经多于你对未来的畅想"，这句话概括了所有人在衰老过程中需要面对的挑战。那么，我们到底是应该故步自封地沉浸在既有的模式之中，将注意力越来越多地放在那些我们已经经历过的事情上（回忆），还是我们应该继续发掘自己的志向并在整个生命历程中都坚持不懈地追求（梦想）呢？

年岁大点也无妨

衰老的大脑和年轻的大脑之间有什么不同？首先在大脑功能方面存在显著的衰退，这些被称为认知能力的大脑功能，的确会随着年龄的增加而衰退。经由专门的神经心理测验的检测，所有这些大脑能力都体现出一致性的规律。无论我们将衰老的大脑保养得多好，快速处理信息的能力也只是年轻大脑的专属功能。每一个10年的逝去，都意味着大脑处理新信息的速度又下降一个级别，而同时注意多项任务的能力，或将注意力保持专注在一件事上不分心的能力也似乎会随着年龄的增长而变弱，对于规划和实现个人目标至关重要的工作记忆的效率也将变得更低。随着存储和使用信息能力的下降，做出复杂决策的能力也将随着年龄的增加而减弱，尤其是在必须迅速地做出决策时，额叶和前额叶区域制动力的水平也可能逐步降低，老年人有时会表现出情绪或行为控制能力的减弱（例如，他们变得更加急躁,更没有耐心或更容易感到沮丧等）。

神经心理检测已经能够检查出大脑仍具备的功能，其他类型的测试，如功能性磁共振成像（MRI）或正电子发射型计算机断层显像（PET）扫描则旨在寻找大脑物理结构的变化。有证据表明，大脑组织确实会随着年龄的增长而不断地缩小或萎缩。老年人的大脑成像研究显示出他们的大脑体积更小，结构也更"精简"：即大脑组织的实际数量会随着年龄的增加而减少。尽管大脑皮质层的大范围变薄显而易见，但最突出的萎缩出现在大脑的海马体——在大脑形成新记忆过程中扮演最至关重要角色的结构。但人们也绝不应该因此感到绝望！因为我们还远不能确定这些变化的指向性意义！

尽管对于普通成年人来说，大脑中的海马体会随着时间的流逝而萎缩，但这也是大脑中新的神经元形成（神经形成）和不同神经元之间建立全新的连接通路（神经突触）最有可能实现的区域！在大脑中观察到的大脑灰质的萎缩表明神经元的损失——也就是意味着脑细胞的数量在减少，但是剩余神经细胞之间的连接，可能随着时间的推移而变得更加密集，就好像森林中成年的大树会尽可能地长出十分密集的枝干以吸收更多的阳光，但是这种密集的程度甚至可能完全屏蔽了能照射到地面的阳光。但除了一些确诊患有阿尔茨海默症的个体之外，即使是针对大脑中灰质层萎缩的研究（灰质层：指的是髓鞘覆盖下的轴突，可以提高神经细胞之间信息的传播速度），也并没有显示出所观察到的萎缩和认知能力下降之间存在很强的关联。尽管大脑的结构会随着年龄的增加而发生变化，但实际上很少有证据能够表明这些变化也代表了大脑功能性能力的丧失。

此外，当我们的生活充满了刺激性的心理、生理和情感方面的挑战，而这些挑战又并不代表负面或充满压力的体验时，大脑做出的反应是非常积极的。例如，一个重要的研究发现，一直积极参与退休社区生活事务的老年修女们，其大脑萎缩的严重程度与阿尔茨海默症患者是一致的。尽管如此，修女们日常充满活力的精神活动以及社会交往似乎为她们都提供了保护性，因为她们并没有表现出认知能力下降的迹象，即便到了极为高龄的阶段也同样如此！

看起来在大脑研究方面，大脑的体积大小并非决定性因素，反而是大脑数十亿的细胞等构成部分之间的连接、关联、化学反应、电子反应以及结构关系，成了解决衰老问题的关键，也成了实现优雅的、成长型的老年生活的秘诀。

大脑是一个异常活跃的器官，能够在整个生命期间实现调节和适应。最近的研究已经驳斥了这样一个谬论——我们出生的时候就拥有了全部的大脑细胞，而这个数量在出生时处于峰值，并且会随着我们年龄的增长而不断地减少，直至死亡。相反，神经发生的作用会贯穿人类的一生，尤其是当人们处于一个持续接受丰富多样的刺激的环境内时。一旦形成，这些新增的神经细胞将在大脑内流动（移动），跟着大脑中设定的微观标记抵达移动的目的地。在抵达目的地之后，新增的神经细胞将衍生出无数的连接通路，随即成为一个更加成熟的神经细胞网络中有用的活跃细胞。

在原有的理念中，脂肪绝缘，又称髓磷脂，是环绕在某些神经周围，以提高神经细胞之间的通信速度，并可从悠闲状态下的每小时2英里提速至每小时300英里的组织，一旦遭到破坏或损坏，将不可修复。但是我们现在已经知道，即使是在老年阶段，新的髓磷脂也能产生。因此，尽管大脑处理信息的速度在总体上可能下降，但是在已经建立的脑细胞网络内，分享信息的速率有可能保持稳定，甚至可以增速。

正如一棵成年的大树随着时间的流逝可以生长出诸多新枝丫那样，单个神经细胞不断分支（arborization）并产生新轴突的过程可以贯穿人类的一生，而这一点已经得到了证明，这也许就是为什么大脑的体积和功能之间的关系会如此不成比例的原因。换句话说，缩小的脑容量也一样可以提高认知功能和改善精神效率！想想为什么一个经验丰富的年长音乐家在学习一个新的音乐作品时的速度，要比一个新手的年轻音乐家更快。这位经验丰富的音乐家积累了几十年丰富的音乐体验，这在他的大脑中创造了密集的、相互连接的大脑电路，并将阅读、学习和演奏音乐所需的不同大脑区域之间的连接起来，而这个连接的效率比新手音乐家要高得多。尽管年长音乐家拥有的神经元的绝对数量可能更少，但这些神经元可以通过创建更多的化学和电子接头——突触，来在神经细胞和其他神经元之间形成海量的关联。这些突触连接最终按照一定模式形成一个简练的神经网络，并且这个网络可以随着外界强加的要求而不断地发展、适应和改变（这个变化的过程被称为神经可塑性变化）。

　　大脑的衰老并不像很多人想象中的那般险恶，因为我们更加了解了大脑的动态能力，而且我们掌握了更多信息来利用大脑的功能以改善人生下半程生活的质量。尽管衰老会导致心理和生理功能的衰退和迟缓，一个人经由生命的丰富历程积累的海量经验，为我们抵抗年龄增长导致的衰退提供了一个重要的平衡。年轻人所独享的力量、能量和速度都不能替代人生一个最具有价值的东西——智慧。因为只有不断的岁月积累才有可能带来智慧，而本书接下来的章节将着重提供具体的操作方法，以帮助诸位读者强化自己获得这种智慧的能力。

第 3 章

专注：掌握大脑的主动权

──────── 掌控思维的影响，打造一个健康的大脑 ────────

能够一遍又一遍地主动拉回四散的注意力，正是判断、性格和意志力地根源……而能够提高这种能力的教育则应成为最完美教育的标杆。

——威廉·詹姆斯，现代心理学之父

核心概念

·一个健康的大脑是必要的，但随着年龄的增长，单靠一个健康的大脑并不能确保我们生机盎然，我们还需要掌握更加熟练、带着目的地去保持专注。也就是说，我们需要培养正念。

·集中注意力的能力——让我们能在越来越复杂的世界中保持理性的关键能力——是一门艺术，但可以通过学习掌握，可以不断地实践，还可以不断地优化。能做到这一点不仅能极大地提高我们的效率，也能使得我们更快乐。

·情感意识，经由正念训练而得的另一个技能，将为我们打开通往一个更快乐生活的大门。

·我们可以实现一个更大意义上的自我——我们可以让自己的人生变得更加不平凡，而这要求我们能够通过精神层面的修行来有意识地培养一个更高级的精神状态。

现年54岁的查尔斯是一个中层经理，他向我们讲述了自己在工作中承受的诸多压力。多年来，他一直是个业务娴熟的工作人员，并且一直备受客户的好评。但是，在进入全球竞争的新时代后，他越来越感到自己的工作遭到了威胁。越来越多的公司不断地追求更高的生效效率和生产力，他所在的公司对技术的依赖也日益加重，这让他感到自己越来越难以跟上时代的步伐。"在这样一个越来越快速发展的世界里，我感觉自己就像是个濒临灭绝的恐龙，也觉得这个新世界对我来说变得越来越陌生！"他感叹着说。

由于当今工作性质的变化十分迅速，这样的慨叹出现的频率也越来越高。查尔斯所描述的种种挑战，反映了在21世纪初席卷全球职场的快速变化所带来的挑战和变化对一个50岁的大脑所造成的极为失衡的影响。对于多任务处理的要求、快速决策和快速调整以适应新技术，以及对工作表现更高的期望，对于每一个职工来说都成为了巨大的负担，对于那些已经步入中年或进入老年的员工来说尤为如此。为了确保工作的高效性，我们必须依靠自身引导和保持注意力专注的能力，而随着我们年龄的增长，这将变得越来越具有挑战性。

为了高效地完成工作，我们不仅仅需要一个健康的大脑，还必须培养目的性的认知，只有这样，我们才能够更加熟练地引导和利用我们的注意力。

每次只做一件事

查尔斯的感慨，打开了一扇让我们能够了解他身处世界的窗户，而他所处的世界充满了各种干扰，对于我们很多人来说，查尔斯所面临的困境并不陌生，与客户通话、操作电脑或参加会议成了他工作的日常，而无论从事何种工作，被打断已经变成了常态。

"我已经把自己的手机调成了振动，但这样也没有拦住诸多干扰。"查尔斯说，"当我在跟达拉斯的客户通话时，伦敦的客户又开始给我打电话，而且由于时差的关系，我还得赶紧给他们答复。然后还有无穷无尽的短信和邮件：我每天都能收到好几十封需要即刻回复的邮件。每件事都是当务之急，至少在打交道的对方看来是这样。我已经十分擅长同时处理多项任务了，但还是无法跟上这个节奏，我看起来没办法有效排除干扰！"

查尔斯的体验与众人的经历并没有很大的差别，事实上，在当今快节奏的生活中，哪怕是能够只是享受完全不被打扰、十分专注的一小时都十分罕见。在电脑上忙碌工作的同时，你可能时不时地查看一下自己的脸书或推特状态，收到一个短信或语音邮件，查阅或回复一封邮件或被某个同事打断这个工作的节奏。例如，在你试图一次性完成一个备忘录的时候，有多少次能够逃过另一条突然弹出来并要求你关注的信息的打扰？此外，现在很多员工都被要求24小时在线，以至于他们在下线后仍感到自己其实应时刻处于工作状态。

这是一个问题吗？这种类型的中断和其他类型的干扰是否真的会影响到我们大脑的专注力？我们人类不是天生擅长多任务处理吗？我们能不能通过锻炼越来越擅长注意力的迅速调整和转变呢？

研究显示，这些干扰确实会造成很大的影响，而且，我们实际上并没有自己想象中的那么擅长多任务处理。事实上，大多数神经科学家说，所谓的多任务处理能力本不存在。我们并不具备在同一时间专注于多件事情的能力，我们具备的不过是将注意力从一件事情快速转移到另外一件事上的能力，而且毫无疑问的是，在这种能力上，总是有些人比其他人更擅长。

在一个著名的实验中，研究人员将6个青年人分成两队，一队身着黑色，另外一队身着白色，然后他们被要求在队员间相互传球，且传球的过程被全程录了下来。然后参与研究的人员被要求观看录下的视频，而他们的给定任务也十分简单，即计算身穿白色球服的队员给自己队友传球的次数。

但研究人员真正关注的并非这些实验对象计数的准确性——而是这些研究对象是否注意到在这个过程中有个穿着大猩猩服装的女人曾经走过正在传球的球员面前，并模仿大猩猩双手捶打胸部，然后在屏幕前流连不去。令人惊艳的是，在192个参加研究的实验对象中，超过半数根本没有注意到"球员中间曾经出现的大猩猩"！这意味着什么？研究人员给出的结论是："我们认为在研究中，只有这些传球的队员传球次数等细节，获得了研究对象的集中注意力。"

换句话说，我们必须选择注意力关注的对象，而做出选择意味着我们会错过很多其他没有被选中的信息，因为我们在做出决定的当下可能认定这些信息的重要性程度不高。最近，当这项研究再度开展时，参与研究的对象变成了年龄在60岁以上的老年人，这一次的研究成果显示，能够注意到"屏幕上的大猩猩"的人数更少了。从研究结果来看，我们的认知范围确实随着年龄的增长而变得更窄了。

事实证明，人类并不擅长在同一时段内同时关注很多事项，但是多任务处理又是怎么回事？难道我们真的不能在一段时间内同时做很多事情吗？

在18世纪40年代，切斯特菲尔德勋爵（Lord Chesterfield）在给自己儿子写的信中曾这样写道："如果你决定每次只做一件事情，那么一天中有足够的时间让你一件一件地处理所有的事情；但是如果你尝试一次同时处理两件事情，那么本年度的时间必定不够用。"早在人类通过技术来试图掌握洪流般的信息之前，18世纪的切斯特菲尔德已经表达了自己对专注于单一任务的美德的信奉。

无论我们身上担负着多么伟大的要求，多任务处理的概念——确保在同一时间内成功地完成多项任务，看起来都像是一个谬论。尽管人类大脑事实上可以快速地从一件事情切换到另外一件事情上，但我们所需要付出的代价是高昂的。当我们不断地切换自己注意力的重点时，我们将损耗大量的时间和精力，就像前文男主角查尔斯在表达自己工作中所面临困境时所描述的那样。很多专家表示，如果我们不断地切换和转移自己的注意力，那么我们将变得效率低下，甚至影响到智力的水平。加州尔湾大学的研究人员论证了查尔斯的经历：员工可以通过加快工作的节奏来弥补不断的干扰所导致的任务中断，但这样做往往会导致更大的压力、挫折感、时间上的压力，并可能导致失误率的上升。

大卫·迈尔博士（David Meyer）是密歇根大学的一位心理学教授，主要从事多任务处理的研究。他认为我们可以通过学习掌握更有效的、能在不同任务之间进行注意力切换的方法，但随之激增的压力激素会对短期记忆产生负面影响，并有可能导致更为严重的长期健康问题。我们在自己的临床实践中也不断地看到同样的问题，来自工作的压力、时间上的压力以及奋力争取更高生产率的压力，都成了抑郁和焦虑最常见的诱因。

另一位研究人员，罗素·波特拉克（Russell Poldrack）博士，在最近一次全国公共广播电台的采访中对全国人民表示："我们必须认识到，社会正在变革的方式会让我们付出代价，因为人类天生不具备以多任务处理的方式开展工作的能力。我们天生具备的只是集中注意力的能力，而当我们强迫自己开展多任务处理的时候，从长远来看，我们事实上是在迫使自己变得更没有效率，尽管有时候这种多任务处理的方法让我们看起来提高了工作效率。"

出人意料的是，那些最经常实践一心多用的人并没有因此而变得更擅长多任务处理，相反，他们的表现通常会变得更糟糕。一系列的实验发现，"那些重度一心多用者在任务切换能力的测试中表现得更糟糕"，远不及那些不经常使用这个方法的人群，即使这些一心多用者不断地练习从一个任务切换到另一个任务的能力。研究人员得出结论说，原因可能是"由于排除干扰的能力下降"，也就是说，研究对象判断哪些任务是无关紧要并可以忽略不计的相关能力已经下降了。他们或许可以快速切换关注的焦点，但是缺乏将重要信息中无关紧要的信息中筛选出来的能力。

专注力是思维的守护者

注意力管理系统的功能就像是一个看门人，在难以想象的巨量信息中，将由它来判断大脑需要哪些。例如，在短短一秒钟内，数十亿的光子会冲入视网膜的感光细胞中，而将这些电子信号解码，并转化为我们眼睛所看到的图像是大脑的任务。与此同时，我们还时刻都在承受海量声波信息的狂轰滥炸，这些声波不断地冲击我们的耳膜；我们的舌头和鼻子能感受到气味分子，以及我们皮肤所接收的触摸感觉都在不断地涌向大脑。而我们能从海量纷杂的信息中梳理出"感觉"这个东西，就是一个奇迹，并且事实上我们的生命也取决于这个能力。我们需要一个注意力管理系统来过滤所有这些信息，它可能是令人难以置信的复杂的任务，因为需要从所有喧闹的感官背景噪声中选择出被深深掩埋的有用信息。

每个人的大脑都内置了这种能力，但你可能已经注意到，并非每个人都享有同样的注意力把控的能力。有些人天生就存在十分严重的注意力问题，例如注意力缺陷障碍（ADD：多动症），这些人无论多么努力，都很难集中自己的注意力。但是即便不存在类似多动症等类型的注意力缺陷，很多人管理自己注意力的能力也非常糟糕，而这已经严重地影响了他们日常工作和生活的正常运转。由于越来越多的人发现自己十分容易分心，挣扎着集中注意力便成了一个十分普遍的问题。

如果你感到自己跟查尔斯一样，无法跟上工作的快节奏或是无法排除干扰因素，也无须绝望。在本书后面的章节中，我们将向你展示如何通过有意识地运用自己的头脑来强化专注的能力。但首先，让我们简要地回顾一下构成注意力这个复杂的生物系统的主要元素。这个复杂的构成可以用四个简单的S开头的英文单词来概括：选择（select）、抑制（suppress）、维持（sustain）以及转移（shift）。

·**选择（select）** 在大脑额前叶区域的帮助下，我们首先需要决定关注的重点。在我们可以关注的世界万物中，到底哪一样是最重要的？选择性注意让我们可以利用右半脑的精神力。举个例子，想象一下你正在打开冰箱找一罐泡菜，冰箱里可能放着上百种物件，但是在此时此刻，你唯一真正感兴趣的就是找到泡菜。如果这就是你有选择性地专注自己注意力的地方，你甚至会忽略冰箱里的其他东西。

·**抑制（suppress）** 因为我们所生活的这个动态世界几乎每一秒都在变化，因此大脑也在源源不断地接收刺激，而这些刺激也在持续地争夺我们的注意力。抑制那些不相关信息的能力是选择相关信息能力的最佳搭档。例如，这种抑制能力让你能在餐馆嘈杂的电视背景音下继续对话。现在，假设电视里正在转播一场足球赛，这对你来说同样也是重要的信息——而且你恰好面对电视机。你的抑制能力可能就会被击败，最终可能导致跟你用餐的对象大动肝火！

·**维持（sustain）** 如果没有保持注意力持续的能力，我们可能真的会不停地从一个关注点跳到下一个关注点再到下一个。如果这样我们将无法开展有效地规划并形成记忆，这导致我们无法为实现自己的长期目标而努力。实际上，我们将永远地被困在当下这个时间范围内，而导致那些需要长期时间规划的活动变得不可能。在你阅读本段内容的时候，你就是在运用自己保持注意力持续的能力，否则，你的思绪可能早已漂到好几十个其他的干扰选项上。

·**转移（shift）** 四个S开头的能力中的最后一个是转移关注焦点的能力，即在我们适应不断变化的环境时，让我们的注意力从一件事顺畅过渡到另外一件事的能力。在这个时刻，可能出现一些新事物，并且我们认为这个新出现的事物比我们前一刻关注的事物更重要，这就要求注意力转移的能力。

例如，在喧闹的聚会上，你能够与某个特定的人物持续谈话，是因为你大脑的额前叶区域抑制了大脑对其他谈话信息的接收，这样确保你的大脑只会持续关注当前正在进行的对话。但是几乎每个人都有过这样的经历，即当你忙于与一个人说话的同时，你还可以突然转过头去对着另外一组人说话，评论他们刚才对话中出现的某个观点，就好像你从头到尾都参与了他们的讨论那样。尽管看起来你忙于别的事情，你的大脑实际上一直在关注和跟进这个群体的对话，并与此同时抑制其相关性，直到它发现某个信息具有很高的重要性（比如，正好与你谈论的内容相符）。就在那一瞬间，你的大脑转移了你的注意力，选择了将注意力的方向转移到新的对话上，并确保注意力的持续时间，直到你可以获取足够的信息并做出评论，而与此同时也在抑制其他争夺注意力的外在刺激。在完成这一切之后，你的注意力将会被再次转移，回到原先与你进行对话的人身上。

事实上，在任何给定时刻经由大脑过滤的信息量都十分惊人，而这些信息也将直接影响到我们的思想、感情和行为——无论是否涉及人类的主观意识。由于只有极小一部分的前述信息能够成功地进入我们自觉的意识中，因此大部分的时间我们都处于无意识的盲目操作状态——遵循我们完全没有意识到的力量的直接影响而运作。正如第2章内容中所阐述的那样，进化为人类提供了理想的大脑结构，满足了人类扩大认知的需求，但我们必须有效地挖掘这一上天赋予的潜力，我们必须学会朝着正确的方向引导和扩大我们的注意力。要做到这一点只有一个可靠的方式，而且需要有意识的来做，即刻意去做。

巧妙地操纵注意力的过程与一个优秀的摄影师操作一台好相机的做法类似，即通过调整光圈的大小以及快门的速度来控制相机所接收的光线的量与强度。类似的，我们可以通过调节进入大脑的信息量和速度来掌控自己的注意力。然而，为了确保有效地做到这一点，我们需要把握好信息过量和信息不足之间的微妙平衡，找到二者之间的平衡点。

正念：工作和生活的新方式

查尔斯自身并不存在任何问题（我们在本章开头就了解了这个疲于应付多项任务的商人的悲惨经历），他的大脑也没有任何问题，他并没有患上多动症（或注意力不足过动症：Attention Deficit Disorder），记忆力也没有衰退，注意力系统也不存在任何问题，他只是被输入的巨大信息量以及过快的输入速度而搞晕了。他事实上是一个聪明、精力充沛又充满了工作积极性的人，尽管如此，他还是陷入了苦苦的挣扎，直到他学会了允许自己的大脑将自己的注意力放在应该关注或他指定的地方之后，才出现了好转，而且，他学会了有目的、有意识地去引导自己的注意力。

我们每个人都经历过类似不堪重负的时刻，而我们做出反应的方式往往是下列两种之一：我们有可能接收了过量的信息，并且被所有汹涌而来的信息淹没。这就好像一个摄影师把光圈调得过大，导致进入的光线量过大，从而抹去了照片的所有细节，这就是导致查尔斯出现问题的原因。而且跟查尔斯一样，当我们淹没在过量的信息中时，我们反而会变得更加容易分心，承受了更多加速但杂乱的想法，而这种模式导致的一些副作用包括感到压力或焦虑、睡眠不佳，或出现记忆力下降等问题。

另外一个常见的反应模式是，妄图阻止汹涌袭来的信息潮，却徒劳无功，这将导致我们的思维速度变慢，感觉更加迟钝，容易厌倦，甚至感到有点郁闷。就像笼罩在黑暗和朦胧之中的照片那样，我们的生活也失去了色彩，我们的兴趣和动机逐渐减弱，并且很容易陷入嗜睡的状态。

无论是前述哪种情况，我们都像是一个新手摄影师，傻傻地犯着错误，因为我们不知道如何调节光圈。也有可能我们已经知道需要去调节光线量，但缺乏足够的技能来实现。无论出于何种原因，我们都可以通过学习和练习自我调节来改善这种状况——这种自我学习和练习的过程也被称为意识的艺术。

一行禅师曾经说过："我们能够给予任何人的最珍贵的礼物，便是我们的关注。"这就是所谓的正念——通过意向的控制能力，时刻保持一种对当下瞬间的有意识关注的能力。听起来很简单？因为确实就这么简单，但这个概念中包含了无数微妙和细微的差别。这意味着你可以终生练习正念，但依然能够不断地提高自己关注当下的能力，而这也将是一个极为珍贵的人生追求！

正念是一种历史悠久的修行方式，也是一个通常与佛教有关的概念，然而，你无须皈依佛门，也可以从中受益。而且我们相信，正念的元素在所有精神传统中都有迹可循。在过去的几十年中，正念教学的一个特殊方式，被称为正念减压法的修行方式，在美国医疗保健系统中成为主流。我们自己练习并从事这个方法的传授已经超过20年了——我们见证了正念教学逐渐成为一系列医疗和精神问题的治疗一个重要部分的过程。其流行有着充分的理由——卓越的疗效！通过正念训练可以改善或缓解的疾病种类繁多、数量巨大，包括从慢性腰背疼痛到乳房癌，到免疫系统健康方面的问题等。

专注力的训练能够带来诸多好处，其中最重要的一个好处就是幸福感。马特·基林斯沃思（Matt Killingsworth）博士以时时刻刻地感到幸福为研究主题，对人们进行了调查，并且调查结果令人印象深刻。马特博士跟踪记录了超过15万来自各行各业和世界各地的人，马特博士会在任何时间随机地向受访者发送短信并提出问题，例如他们在收到短信的时候正在做什么？他们当时的感觉如何？他们当时能否专注于手头的事情，还是任由思绪无边际地蔓延？基于受访者给出的自我评价，马特博士发现每个人每天在漫无目的的思绪游荡上花掉的时间平均为47%。有趣的是，最经常发生思绪漫游的活动是洗澡和刷牙（65%），而思绪游荡最少见的活动是做爱（10%）。但事实上，在我们所做的任何事中，思绪游荡的情况都有可能发生。

那么一个游荡的思绪和幸福感之间存在什么关联呢？事实证明，二者之间存在非常强的相关性；无论当时正在干什么，当人们的思绪四下分散时，他们更容易感到不幸福。所以即便是在从事那些在人们看来十分不愉快的活动（例如乘坐公共交通工具去上班），并且在你认为逃离当下会更幸福时，如果人们能够专注于活在当下那个瞬间，他们也更容易感到幸福。思绪游荡对幸福感的影响效果更加明显，其影响甚至比我们赚了多少钱或我们是否已婚等往往被我们认为可以让我们感到幸福的事情更强烈，而且这种影响看起来似乎只有一个模式：即思绪的分散会导致不快乐的情绪产生，而非幸福感的实现。这成为我们通过学习能够掌握在更长的时间内保持活在当下状态的一个强有力的论证，这也正是正念训练的精髓所在。

但这也并不意味着我们需要时刻保持关注和警觉，人类的大脑可能已经进化出一套忽视非重点信息的系统，因为这样做可能颇有益处。例如，一个四散游荡的思维可能激发创造力和想象力，更能存储过往的记忆，并对未来进行规划。常见的现象是，我们最佳的问题解决之法往往不会发生在我们全神贯注冥思苦想之际，而是发生在我们看似完全不关注问题的时刻。

我们甚至可以利用我们这种从聚焦状态中不时抽离并分散思维的习惯，把它当成通往意识的一个途径，而这也正是历史悠久的冥想实践在本质上所追求和实现的。在第一次学习冥想时，学员需要一次又一次地练习进入和离开当前的思维。在冥想的过程中，我们希望我们的思绪可以主动地去发散，因为这在冥想过程中不成为一个问题。相反，正是这种不断重复的将分散的思绪拉回聚焦的意识的实践，能够强化我们正念的能力。

当我们的思绪分散并放空时，大脑就进入了一种特殊模式，被科学家们称为默认模式。但这并不意味着大脑完全的静止或不活动，这只是意味着在大脑区域的另外一套不同的思维系统的活跃度增加了，而这样一个默认模式的网络实际上可能起到了集成所有人类需要的信息的功能。当我们全神贯注和聚精会神时，另外一个完全不同的网络被激活。前述两种网络都是必须的，而且都是有益的。但是当我们有意识地控制思绪从默认模式向更聚焦的状态转变时，似乎有一个至关重要的事情发生了：我们强化了自己聚焦注意力的能力。

温迪·坎普哈森博士（Wendy Hasenkamp）既是一位神经科

学家，也是一个长期坚持冥想的实践者。然后她开始好奇，在一个人冥想时，大脑会发生什么变化，她的研究内容是对正在进行正念呼吸冥想的受试者进行功能磁共振成像扫描。正念呼吸冥想要求实践者专注于自己的呼吸，并不断地在思绪分散时将注意力拉回并专注于呼吸上。每当意识到自己的思绪已经分散时，冥想者会按下按钮示意研究者，然后将自己的思绪再度拉回到呼吸训练上。

　　将分散的注意力转变成聚焦的注意力需要经历四个阶段：思绪的分散，你意识到自己思绪的分散，你转移自己的注意力，并且保持自己的注意力专注于选定的事务上——在前文的研究试验中，选定的事务就是冥想者的呼吸。一般来说完成这个四阶段的流程需要平均花费12秒钟，而且这样循环的流程在一个冥想的过程中可以发生很多次。功能磁共振成像扫描的成像显示，在思绪分散和注意力集中这两个相对立的状态下，人类大脑也将激活不同的区域。在注意力转变的过程中，大脑也从默认模式切换成专注和在线的模式：首先激活大脑中主管相关事件检测的区域，然后将控制权转移到负责执行的大脑区域。最后，执行区域可以将注意力保持在呼吸上——至少在一段时间内可以实现这一点。这个思绪收放的循环过程以及激活大脑中不同体系的实践，对大脑似乎大有裨益。

　　实验为我们提供的经验是，我们每个人都在不断地重复思绪的收和放这个过程，将这个过程与冥想的实践相结合将为我们带来一些真正的好处。这并不是说冥想者的思绪就不会分散，他们的思绪也会不受控制的游离，但是他们通过训练，会变得更善于追踪或意识到自己思绪的游离，而这一认识让他们能够有意识地从大脑默认模式中切换过来，重新回复专注模式。这样的实践过程激活了一系列极为重要的大脑区域，并且让他们的大脑变得更强健，这就好像是去了健身房进行一场大汗淋漓的全身锻炼。并且同肢体锻炼一样，通过不断反复练习，我们也同样可以变得越来越擅长冥想。这种能力让你在需要专注的时候可以保持注意力的集中，比如在进行一场重要的会议或谈话时。正如前文研究结果所表现的那样，这种能力还可能让你感到更幸福，能实现这一效果的部分原因在于，这种能力能让我们免于陷入反复思考的不良倾向——因为反复纠结思考这项活动通常会朝着负面趋势发展。正如温迪·坎普哈森博士（Wendy Hasenkamp）所说的那样："所有参与了冥想实践的人都表示，自己的思绪开始变得不那么'黏人'了——换句话说，思绪的收放自如变得更加容易。"

如果你觉得冥想实践是一项艰巨的任务，或你在尝试之后发现自己无法坚持，那么你就需要振作并鼓起勇气继续坚持。研究表明，你的大脑从冥想中获得益处的过程比你想象中的更容易。一项研究发现，在进行正念冥想练习的短短四天后，认知技能就得到了显著的改善，而且每天冥想练习的时间只有短短的20分钟！在这项研究中，63名参与研究的学生被分成两组，其中一组实验学生会进行冥想训练，而对照组的实验学生则只需要听托尔金的《霍比特人》小说诵读。在进行实验之前，两组学生在情绪、记忆力、注意力和警惕性的测试中表现出同等的水平。有趣的是，实验结果显示，两组受试者在情绪上都出现了改善（这有可能是因为《霍比特人》的选篇本身就具备改变情绪的效果），但只有进行冥想的小组在认知技能的测量中显示出能力的提高——而冥想小组在注意力持续能力的测量实验中的表现，比对照组要提高了近10倍。研究结果表示，保持专注的能力可能是冥想练习带来的第一个好处，而且要实现这一点并不需要花费很长的时间。跟其他类型的好习惯一样，冥想带来的好处会随着练习时间的增加而不断增强。但仅仅在起步阶段，你就已经能够感受到诸多好处，而且有些积极影响可能很快就呈现出来。

调节情绪：释放快乐的能力

如果你曾亲自听到查尔斯对自己工作苦恼的种种抱怨，就很有可能跟我们观察到同一个现象，即查尔斯充满了愤怒和沮丧的情绪。他被吓坏了——担心会失去这份工作，而工作对他来说不仅仅意味着收入的来源，还是自我认同的来源。而且在这种愤怒和沮丧情绪的深处，隐藏着忧伤的感觉，这可能是因为查尔斯感到，自己在54岁的时候失去了实现自己所期待的生活的可能性。

看到这儿，身为读者的你们，可能已经大致感受到了同样的情绪，但奇怪的是，查尔斯本人并没有丝毫察觉。他知道自己的情绪不太好，但是除了十分含糊地表达自己不幸福的感觉之外，他也没办法更精确地描述其他情绪。跟大多数的男人一样，他内心充斥着各种各样的情绪，但是很少意识到这些情绪是什么。尽管男人出现这样情况的概率要远远高于女人，但我们也很少能够看到既能够准确地意识到自己的情绪，又能够妥善地处理情绪的成年人，无论男女。缺乏适当的技能，一个人的内心生活可能被负面情绪所掌控，而这是我们所有人都不希望看到的。能够意识到自己的情绪，然后知道要怎么处理自己的情绪，是一组极为有用的技能组合，被称为情绪调节能力。善于调节情绪的人往往具备下列这些共同的特质：

·能意识到所有的情绪都具有一定的作用、目的并且自有其存在的美感，因此所有的情绪都值得珍惜。

·能有意识地体验自己所有的情绪——无论是愉快的、不愉快的还是特别可怕的。

·能够专注于当下时刻并享受自己积极的情绪。

·已经培养出容忍痛苦情绪的能力。

·能够找到情绪过多导致失控，和过度压抑情绪这两个极端之间的平衡点——实现不多不少刚刚好的状态。

·能够切实地活在当下，确保他们不会被特别糟糕的情绪带着跑。

·能够调整自己的情绪并契合周围环境的情绪基调，他们共情和理解他人的感受和需求的能力，让他们使自己与他人的关系更上一层楼。

对于我们大多数人来说，处理更愉快或更中性的情绪并非难事，真正的挑战在于如何处理那些困难或不愉快的情绪。这些极具挑战性的情绪通常都会因为大脑的应激反应机制而加重，因为在本书第2章中所描述的主管情绪的大脑区域将被激活。当我们人类面临战斗还是逃跑情况时，大脑的应激激素将调高大脑中的报警系统（杏仁体），这样就将大脑其他区域切换成高度戒备状态。如果你确实身陷险境，这样的机制将十分有效。当危机消退之后，记忆中枢（海马体）将被激活并获取信息，于是我们会记住这次经历以避免将来面临类似的威胁。

如果你经历了真正的威胁，并且压力系统在威胁过去之后能够自行关闭，那么这将是一个特别好的机制。但是身在21世纪，我们大脑体会到的威胁更多的是以假乱真的威胁，而并非真正的威胁，而且你应该从自身的经历中已经意识到，一旦你的压力系统被激活，这个状态就会持续很长一段时间。这种状态往往会加重已经存在的不愉快情绪，如愤怒、烦躁、恐惧或自责等——前文男主角查尔斯就深陷这些负面情绪的困扰之中不可自拔。如果这些负面的情绪持续被激活——比如你必须每周有五天的时间都从事让你感到十分紧张的工作，那么这些负责压力机制的大脑中枢将被保持在持续激活的状态。这种对负面情绪的持续激活被称为情绪应激反应，并且这也是引发如抑郁等精神健康问题最常见的原因之一。任何可以有助于让这些大脑中枢平静下来——并让它们处于休眠状态——的事物不仅仅会让人在当下时刻感到更好，还能降低罹患慢性身体或情绪疾病的风险。

最近的一项研究在要求受试者观看可能引发负面（抑郁）情绪的图片时，通过功能核磁共振成像观察了受试者的大脑活动。研究发现，曾接受过正念课程短期训练的受试者的杏仁体和海马区域呈现了较低的激活程度。不仅如此，正念能力更强的受试者在实现这种舒缓和平静效果时，大脑高级区域对于信息的输入量要求也更低。换句话说，通过正念能力的训练，这些受试者的前额叶变得更强大，这使得他们可以花费更少的工夫就能够及时安抚自己的情绪，并能将更多宝贵的精神资源留给其他的事情——例如淡化自己的应急反应等。

用体育锻炼来比喻正念的训练也十分恰当。艾琳·吕德斯（Eileen Luders）是加州大学洛杉矶分校神经学学院的一个研究员，她和同事利用高分辨率的核磁共振成像仪器对22个冥想者和22个同年龄段的非冥想者的大脑进行了对比研究。研究发现，冥想者在主管注意力、情绪调节和心理弹性的重要脑部区域具有更多的灰质结构（即更多的神经细胞和神经元与神经元之间的连接结构）。通过不断的训练，冥想者的大脑得到了更多的发育，就好像反复的举重锻炼能够塑造人体的肌肉一样，而且这种发育出现在了举足轻重的脑部区域——尤其是在海马体区域、眼窝前额皮质层、丘脑区域以及颞下回皮层区域等，所有这些区域都是主管情绪的调节的大脑区域。

"我们了解到，一直坚持冥想训练的人具备了非凡的能力来培养积极的情绪、保持情绪的稳定，以及开展有意识的行为等。"吕德斯说，"而通过冥想打下的神经基础有可能是这些冥想者具备突出能力的原因，他们可以很好地调节自己的情绪并能够恰如其分地调整自己对外界任何突发事件的反应。"

我们自己的研究也证实了前述结论。在位于明尼阿波利斯的彭妮·乔治健康和治疗研究院（Penny George Institute for Health and Healing），埃蒙斯博士基于《快乐的化学》（*The Chemistry of Joy*）一书的研究成果，建立了一套医疗方案，而这个方案能够帮助患者从抑郁症状中恢复过来，而不只是依赖药物治疗进行抑制。我们的研究对象包括40位患有抑郁症的医护专业人员，干预治疗包含了营养研究、运动锻炼以及旨在培养情绪调节能力的正念训练。研究发现，"63%～70%的人实现了抑郁症的减轻，48%的人实现了压力的舒缓，23%的人实现了特质性焦虑的降低以及生活质量各个方面的提升，此外在工作中心不在焉的假性出席现象降低了"（假性出席现象指的是在工作场所实际富有成效的工作时间的计算）。所有这些观察到的改善都十分显著，尤其是在与传统的治疗防范做比较的情况下。更令人惊叹的是，几乎所有已经取得的改善在整个治疗方案结束的一年内都能持续。

类似冥想的身心技能训练方法——你将在本书稍后章节内容中学会这些技巧和方法，能够帮助让主管情绪反应的大脑区域平静下来。研究表明，冥想者看起来似乎确实拥有比常人更善于平复情绪的边缘大脑系统。当你在培养自己的注意力时，你大脑中的前额叶皮层部分能够得到强化，这反过来又可以镇定主管情绪的高级大脑区域。这就好像是培养了一个平和且有能力的家长，能够负责安慰不安分的孩子，而一个通过学习掌握了更熟练管理自己情绪生活的孩子，有更大的潜力可以成长为一个综合素质更好的成年人。

追求精彩人生永不嫌迟

在查尔斯学会镇定自己的情绪、强化自己的注意力、体验自己的感受并有效地管理它们之后，他需要面对和解决的就只剩下几个基本的问题——同样的问题也隐藏在我们每个人正常生活的表象之下。当查尔斯最终接触到问题的核心之后，他意识到，无论余生如何，他都希望自己能够收获更多，然而他所期盼的并非更多的金钱或更多的物质或更多的肯定，甚至不是更多的爱。当查尔斯学会放慢生活的步调，真正审视自己的人生，他知道自己最终受够了所有这一切，而他此刻最想要的，是成为一个更完整和丰富的自己。

当我们面临类似的挑战时，即如何了解真实的自我，如何更多地体验自己的生活，如何真正地拥抱并且与真实的自我和谐相处——我们需要从科学以外的角度来审视这个世界。如果不能超越生物学领域的限制并进入一个精神的世界，我们将无法踏上这样一条寻觅自我的道路。当我们终于能踏上这条寻觅之路，那么从已经走过这条路的前贤身上寻求指引将是个明智的选择。

韦恩·穆勒（Wayne Muller）在《那么我们将如何生活：揭示了人生的美感和意义的四个简单问题》（*How, Then, Shall We Live? Four Simple Questions That Reveal the Beauty and Meaning of Our Lives*）一书中所提的四个问题，可以被认定为对这些人生至关重要问题的最佳描述与总结。作为一个训练有素的牧师和心理治疗师，韦恩·穆勒提出了下列四个探索生命最核心内涵的问题：

· 我是谁？

· 我最爱的是什么？

· 如果已知生命终将结束，我又该如何度过这一生？

· 我可以为地球这个大家庭做出什么奉献？

这已经进入精神修行的范畴，而我们将在本书最后章节中进行更多的探索与阐述。精神修行可能十分复杂并且显得扑朔迷离，但这个描述并非绝对正确。我们十分认同韦恩·穆勒对精神修行的描述："大多数的精神修行都逃不开这个范畴，即舍弃那些必须舍弃的东西，并保持那些需要保留的东西。知道应该舍弃什么，就是所谓的智慧。而在必须进行取舍的时刻，能够清晰并且足够果断地去舍弃，就是所谓的勇气。而日复一日的通过一个又一个任务的实现的智慧与勇气的修行，将逐渐让我们的人生变得更纯粹。"

那么，你的疑问是什么？你将宝贵的注意力花在阅读本书上，是想要实现什么目的？你即将开启的人生之旅，是否会跟我们已经踏上的旅途同路？让我们集聚智慧与勇气，向着这条共同的道路迈出我们的下一步吧！

第二部分

健康基石

劳逸结合，均衡营养

每个问题都有两个截然不同的切入点，你可以从
恐惧的角度来切入，也可以从希望的角度来切入。

——玛格丽特·米切尔

无论你曾被灌输过何种观念，大脑并不会随着年龄的增加而不断地缩小或恶化。神经科学领域的新发现告诉我们，神经可塑性——在大脑中创造和强化神经元新通路的能力，将能够终生持续。

而我们在这个强化大脑适应能力和弹性的过程中，可以采取诸多方法。我们在生活方式上做出的任何一个选择，无论是吃什么，还是如何思考，或是花时间与什么人相处，都将影响我们大脑的当前和未来的状态。

而关于遗传方面的科学研究成果也可以让我们充满信心：即基因表达可能至少与实际存在的基因具备同等的重要性。我们的遗传密码——我们的DNA，可能是我们与生俱来的礼物，且可能终生无法改变，而这些基因能否在我们的生命中成为显性事实上取决于我们的生活方式。换句话说，我们可以通过所做出的生活选择来影响基因已经决定的命运。

在打造一个年轻的大脑时，我们不一定要成为大脑自然损耗的被动受害者，即我们注定要失去宝贵的脑细胞并永远无法修复。最近的研究结果表明，神经发生，即从神经干细胞长出全新的脑细胞的能力，将能够一直持续到50岁或60岁的阶段，还有可能持续到80岁，甚至是90岁的人生阶段。研究表明，这些新细胞的再生与发展可以在大脑的记忆中枢——大脑海马体区域，清楚地观察到，这对于十分担心记忆力衰退的读者来说，应该是个格外令人振奋的消息。

我们可以通过选择一些特定的生活方式，来影响这样一个大脑弹性的培养过程，而本书的目标就是要帮助诸位读者发挥自己的最大潜力来做出最佳的选择。在本部分接下来的三个章节中，我们将一步一步引导诸位读者，打造一个更加有用、更加健康并且更加年轻的大脑。

第 4 章

合理运动改造大脑

---- 原则1 ----

好好照顾自己的身体。因为这是你活下去的唯一本钱。

——吉姆·罗恩，商业哲学家

核心概念

· 人类的身体天生就需要运动，而缺乏足够的运动是造成21世纪所有慢性疾病最严重的原因之一。

· 运动并不仅仅是针对身体的锻炼，事实上，它也是针对大脑的锻炼，因为运动可以使大脑变得更大、更强和更快。

· 运动可以保护大脑免受压力造成的不良后果的损害，而且积极的运动可以提供一种良性的压力，迫使大脑变得更加灵活。

· 无论处于什么年龄段，通过运动收获身心好处都不算晚！但是也不要因此就无限期地推迟开始运动的时机：最好现在就动起来！

身体和大脑都得益于运动

事实上，运动对于大脑来说就是最神奇的药物，它可以防止有害的氧化作用影响到脑细胞，减少全身的炎症，帮助确保血糖值正常，有效地治疗抑郁症，提高学习能力，并促进新生脑细胞的存活。运动甚至还能帮助人体恢复正常的应激激素皮质醇的水平，促进生长因子的发展，从而帮助你打造一个更大、更健康、关联性更好的大脑，所以说，运动是最神奇的长生不老药！

在本章中，我们希望能以全新的方式来探讨运动和锻炼的益处，并向诸位读者呈现全新的信息，以激励诸位更加积极地进行运动和锻炼，并从而为自己的生命创造新的奇迹。

几年前，埃蒙斯博士采访了一组在老年寄宿所学习的人。正如地名所提示的那样，接受采访的对象是一组老年学习者。所有的受访者都已经退休，并且年纪都超过了75岁，但是这群人的思维都十分活跃，并且对当天采访的话题十分感兴趣，因为话题是关于大脑重塑性和抑郁症的。在埃蒙斯博士与老年学习者们就为何大脑恢复力已经变成了一个越来越热门的话题进行来回讨论的时候，埃蒙斯博士给出了一个可能的原因："现代的生活变得比过去困难多了。"

没错，埃蒙斯确实对着一群长辈级的人物说出了这样一个理由，即如果在他们那个时代，解决这个问题可能比我们这个时代要更容易！你可以想象一下受访者们对这个结论的反应。尽管埃蒙斯博士自己都已经是两鬓斑白的年纪，大多数受访者在评论时，都是长辈的姿态，并以这样的句子开头，例如："好吧，年轻人……"或"小伙子……"然而无论受访者说话的腔调或态度如何，真正重要且留下了深刻印象的是他们谈话的内容。

尽管在这次会面时，所有的受访者都住在美国西部的双子城，大部分受访的老年人都是在农场里长大。他们回忆说自己年轻的时候，经常每天要劳作6~10个小时，而且都是特别繁重的体力活儿，哪怕是在孩童时期，他们就已经开始这样劳作。他们指出，在20世纪的前半叶，在一个农场里生活就意味着从早到晚的忙碌，而这的确是事实。

从这个故事中我们可以学到好几个经验教训。第一个就是，永远也不要去质疑你的长辈所经历的苦难，或天真地认为我们现在的生活比这些长辈的日子更加艰难，因为事实上，我们的生活远不如他们的那么困难。另一个就是，我们人类天生就需要不断运动，社会中大多数人保持静止不动的状态，是最近几代人才出现的现象。

将历史倒推70~100年，那个时期的大多数美国人仍依赖于某种形式的体力劳动谋生，而且大部分从事农业劳作。尽管这意味着生活的艰辛，但同时也表示他们大部分的时间都在户外，享受着充足的阳光和新鲜的空气并且更能适应季节的变化——而且每天身体移动和运动的时间会长达好几个小时。他们可能并没有刻意地换上一双专为跑步设计的鞋子，或是到健身房进行举重练习，但是他们的确整天都在不停地活动，就好像原始人在人类诞生之初就一直做的那样。

与之形成鲜明对比的是美国疾病控制和预防中心给成年人提出的

每周最低身体锻炼和运动量的要求和建议。详情如下：

· 每周至少进行2.5小时中等强度的有氧运动；

· 或每周进行75分钟的剧烈有氧运动；

· 同时每周至少有2天要进行肌肉强化运动。

在比较的同时，请注意，这只是每周最低运动量的建议——这就意味着每周2.5小时的运动和每天6～10小时运动的鲜明对比！即便推荐的运动量已经如此之小，美国政府最新的调查表明，只有五分之一的成年人可以达到这些最低运动量的要求。我们并不是建议你每天出门运动6个小时，但是我们的确建议大家，换一个角度来看待肢体运动。人类已经进化成了可以便于随时移动的形态，所以，让我们跳出运动就是为了"锻炼"这个狭隘的界限，从更广义的角度来尝试解读一下运动这个概念，并且让我们尝试找到更多的方法来将运动这个概念融入我们的生活。

我们的祖先无须考虑这一点：因为即便他们想要刻意的脱逃或避免运动都是不可能的。但是我们现代人可以轻易地逃避运动，事实上我们大多数人也的确这么做了，而这个选择对大脑造成了显著的损害。例如，最近的研究分析了运动对老鼠大脑产生的影响。在实验中，研究人员在一半老鼠的笼子里安装了跑步用的转轮，而另外一半老鼠的笼子里则没有（在这个研究中，人类和老鼠之间存在一个巨大的差别就是：如果你为老鼠提供了一个跑步机，它们就会真正的使用这个机器，不像懒惰的人类！老鼠们可以在跑步机每天跑上近三英里）。三个月后，研究人员给实验老鼠注射了一些特殊的染料，以便观察老鼠大脑中一个虽然小却至关重要的区域的任何细微变化，这个大脑区域控制了老鼠的自主神经系统（ANS）。自主神经系统能够控制很多我们或许从未有意识地关注过的行为，例如呼吸、心跳以及血压等，而且这个系统也与战斗或逃跑的应激反应关联密切。如果自主神经系统（ANS）持续处于过度活跃状态，那么应激反应也将一直持续，这将同时损害到大脑和心脏。

研究人员通过特殊染料发现，被实验的两组老鼠，即不断运动的老鼠和处于静止状态的老鼠之间，出现了大脑层面的巨大差异。那些不停奔跑的老鼠很好地保持了这部分关键脑区的体积和功能，并且它们的压力系统保持在休眠状态。但是静止小组的老鼠的这部分关键脑区出现了萎缩现象，并且它们对压力造成的影响更加敏感，而这导致它们出现了高血压和心脏等疾病。

这可能是人类有史以来第一次需要重视运动，并且需要有意识地将其变成生活方式的一部分的时候。持续的运动可以从各个方面确保我们的身体运作正常，并且能够改善我们的情绪，而运动能给大脑带来的好处，永远都会让你叹为观止！

运动如何改善我们的大脑

让大脑更大

有越来越多的证据可以证明，身体运动可以保护大脑。而现在，大脑扫描的结果进一步显示，运动，实际上还可以让大脑的体积变得越来越大！

来自爱丁堡大学的研究人员在三年的时间内跟踪研究了600人，这些受试者的年纪都在70岁以上。所有的受试者都被要求详细记录自己每天的活动，三年后他们会接受脑部扫描。扫描的结果显示，所有这些人的大脑确实会随着时间的流逝而出现轻微的萎缩，但是那些长久保持静止不动生活状态的人，脑部萎缩的程度更为明显，而那些保持身体活性的受试者大脑萎缩的程度是最轻的。研究结果表明，保持身体的适度活跃，能够帮助维持大脑的体积。

另外一项研究显示，步行可以增加人类大脑中记忆中枢的规模。科学家在一年的试验期内定期对120位老年人的大脑进行扫描研究，在研究开始之时，受试者中没有任何一个人具备经常运动的习惯。接受试验后，其中一半的人开始参与一项运动计划，保证每周3天，每天步行45分钟的运动量，而另外一半人则不进行任何运动。**一年后，步行组的受试者大脑中海马体的体积增加了2%，而不进行运动的对照组的老年人，事实上反而损失了约1.5%的大脑体积，**而且步行小组的受试者的记忆力明显好于不进行运动的小组。只要确保每周有3天的时间开展步行运动，就能够获得一个体积更大，记忆力更好的大脑——这样的好事谁不想要呢？

让心情更好

我们与很多饱受抑郁、焦虑等情绪问题困扰和折磨的患者打过交道。在治疗情绪问题方面，运动和锻炼的效果和见效速度比任何其他的物理治疗方法都更好或更快，甚至对非常严重的抑郁症也能实现同样的效果。

最近的一项研究着眼于每周至少5天，每天都进行30~45分钟的步行运动对大脑的效果。这样的运动并不费劲——你按照自己感到舒适的步伐进行步行运动即可。事实上，即便参与实验的人只完成了建议步行一半的时间和量，也能够收获很多好处。于是研究人员开始思考，这样的运动是否能够帮助人们治疗难以治愈的抗治疗性抑郁症。抗治疗性抑郁症指的是，在9个月的治疗，并且在使用两种或更多种不同的抗抑郁药后，仍无明显改善的抑郁症。令人兴奋的是，进行步行锻炼的病人在抑郁症的各项测试中都表现得很突出，并且大部分人出现了显著的好转。与之相比的是没有开展锻炼的对照组，他们中没有任何一个人出现了好转的迹象。

另外一项研究发现，仅仅是一项适度的锻炼就能够改善罹患严重抑郁症病人的情绪。仅仅在跑步机上步行30分钟后，参与锻炼的病人就体会到了更强的幸福感，而这只是一次步行锻炼就能带来的效果！

像运动这样能够切实有效地改善个人情绪的事情并不多见，也许这是因为在运动时大脑中的化学物质发生了变化，例如促进内啡肽、血清素或多巴胺等愉悦化学物质的分泌，也有可能仅仅是因为做一件对自己有益的事情本身就能够让人心情愉悦。无论是哪种方式，你都可以自己尝试一下，亲身体验一下运动改善个人情绪的能力。

让记忆更牢

随着我们逐步进入老龄化社会，以及65岁以上人口的不断增加，阿尔茨海默氏症（老年痴呆症）和其他与记忆能力相关的疾病变得越来越普遍，并且我们预计情况会变得更加糟糕。有超过500万美国人患有阿尔茨海默症，而全球的患病人数则超过4000万。随着年龄的增长，我们患上阿尔茨海默症的风险也随之增加：九分之一的65岁以上人群会出现该症的征兆，并且85岁以上人群中，近三分之一的人已经受到该症的折磨。考虑到庞大的病人基数，加上阿尔茨海默症对个人和社会造成的严重后果，找到预防该症的方法成为医学界迫在眉睫的任务。尽管我们正在研发的药物有望预防和治疗阿尔茨海默症，也不应该忽视生活方式在保护大脑上发挥的重要性。

加州大学洛杉矶分校的研究人员针对18500名成年人开展了一项盖洛普民意调查，调查的重点是对健康有关行为进行评估，如吸烟、饮食和运动等，旨在研究这些习惯是否与人一生中记忆能力变化和记忆问题的发生存在相关性。出人意料的是，研究人员发现，很多年轻人（年龄在18~39岁之间的人群）表达了自己对记忆能力的担忧。研究人员认为，他们所呈现的记忆力问题多是由压力和多任务处理的需求引发，并非受到真实脑部疾病的影响。研究人员还发现，老年人（年龄在60~99岁之间的人群）是所有受访人群中最有可能保持健康生活习惯的人群，而且他们良好的生活习惯也确实为他们带来了诸多好处。他们选择包括运动在内的有益身心的活动越多，他们在记忆力方面出现的问题就越少，而且成效相当显著——他们对于自己记忆能力的担忧比那些没有选择健康生活习惯的人要减少111倍。

在另外一项研究中，巴尔的摩衰老纵向研究中心（Baltimore

Longitudinal Study of Aging，BLSA）研究了1400名年龄在19岁到94岁之间的男性和女性的健康水平。研究人员运用一个被称为最大摄氧量（VO2 max）的精密测量仪器对受试者的心肺功能进行了评估，最大摄氧量（VO2 max）衡量的是受试者的肺部在剧烈运动时每分钟消耗的氧气量：即消耗的氧气量越大，身体健康水平越高。研究人员在1400名受试者身上进行了持续7年的测量，并测量受试者在记忆力和注意力测试中的得分。不出所料，研究发现，身体健康水平越高的受试者，在思维和记忆力的前景预测中表现得越好。

阿尔茨海默症与一个被称为载脂蛋白基因4（ApoE 4）的特定基因有关，这个基因与大脑中淀粉样蛋白的沉积相关，而淀粉样蛋白质损坏了患有阿尔茨海默症的病人大脑中的皮质层。研究者们对201位年龄在45～88岁之间且认知能力正常的成年人开展了跟踪调查，发现在那些携带载脂蛋白基因4的人群中，运动有助于阻挡这种有害的蛋白质进入易受影响的大脑区域。此外，其他几种可能引发阿尔茨海默症的化学物质也可以通过适度的运动得以控制和改善。

尽管前述研究没有任何一项可以证明运动能够预防阿尔茨海默症或记忆力衰退，但这些研究确实提出了证据，支持运动有益于大脑这一结论。事实上，与任何其他生活方面的研究或建议相比，在保护大脑和预防记忆力问题随着衰老而衰退等方面，运动似乎是最具有重要意义的选择，前提是我们现在就可以马上开始运动！

缓解压力，补充营养

运动对保持大脑的年轻与活力的益处主要体现在下面两个非常重要的方面：

· 运动能够帮助减弱应激反应，从而提高现有神经元的存活率。

· 运动为大脑提供养分来改善新的神经元的发育。

压力一直被视为引发现代人身上诸多疾病的罪魁祸首，实际上也确实十分有害。但是我们不要忘记，压力本身并不是一件坏事。慢性压力是有害的，甚至有可能导致患上与衰老相关的脑部疾病的更大风险，我们将在下一章节中详细阐述相关的信息。但是如果压力的程度轻微且仅短期存在，那么压力实际上对我们有好处。事实上，人体需要不时经历压力状态来保持正常运作，而积极的运动能够给我们带来此类有益的压力，并能够被我们充分利用。

如果你长期压力过大，那么运动可以帮助减少压力激素带来的有害影响。毕竟，大脑中的或战或逃反应会让人体处于时刻准备开始活动的状态，尤其是剧烈的运动，就好像我们的存亡在此一举。当我们压力过大并的确进行了剧烈的运动时，我们顺应了自然的生物必然性，消耗了一些身体储备的能量，并且燃烧了肾上腺素和皮质醇对身体的影响。我们正在遵循身体的自然要求，并正确应对。

即便你不是一个长期处于压力状态下的人，你的大脑也会将锻炼视为轻度压力的事件——这是一件好事。因为当你选择主动去运动，就可以在收获应激反应带来好处的同时无须担忧潜在的危害。其中一个好处是，大脑能产生更多有益的化学物质来支持大脑细胞的发育，包括一种被称为脑源性神经营养因子（BDNF）的保护性蛋白质。

我们可以将脑源性神经营养因子（BDNF）当成大脑的养料。假设你是一个园丁，在土壤中种植了一棵特别珍贵的新植物，你可能考虑在土壤中添加可以促使植物生根发芽的成分，这将能帮助植物的根长得更快、扎得更深并且形成更加庞大和密集的根系，这些养分能让这棵珍贵的植物获得宝贵的机会来扎根和茁壮成长。同样，当你在大脑的土壤中产生了一个新的神经元，脑源性神经营养因子（BDNF）的作用就跟前面能促进植物生根发芽的养分一样，能够影响新神经元产生的区域，修剪旧的和不必要的神经元分支，并且创造更密集、更丰富的神经网络。脑源性神经营养因子（BDNF）甚至能帮助神经细胞建立彼此之间的连接，以确保神经元的存活并强化神经元在非常重要的神经回路中的功能及作用。

很多脑部疾病，包括抑郁症和焦虑症、阿尔茨海默症、帕金森氏病等，事实上都被证明与较低水平的脑源性神经营养因子（BDNF）有关，因为这种蛋白质能够保护大脑免受皮质醇的有害影响。所以，当脑源性神经营养因子（BDNF）不足时，神经元不太可能在巨大压力的冲击下存活。再加上产生新的脑细胞的能力下降，因此神经元的损失就可以用来解释在巨大压力下海马体的体积缩小的现象——而这也是我们希望可以不惜一切代价来避免的结果，因为我们想要保护自己的记忆能力不受衰老的负面影响。

运动是提高脑源性神经营养因子（BDNF）水平和确保更多新脑

细胞产生的最有效方法之一，前文中，在研究人员的刻意设计下，能在跑轮上运动的老鼠已经证明了这一点，因为这些奔跑的老鼠大脑中的新神经元的数量，是那些保持静止状态的对照组老鼠的两倍之多，并且这些老鼠大脑中有更多得到更好养分的神经分支，已经可以跟其他的神经元建立连接。此外，运动对脑源性神经营养因子（BDNF）水平产生的积极影响，可以在短短几天内就体现出来，且效果可持续数周。另外，运动的积极效果在年纪较大的老鼠和较为年轻的老鼠身上都同样显著。

不定期地让身体处于受压状态之下是一件好事，尤其是通过偶尔的剧烈运动来主动实现的效果更好。但是如果你确实不喜欢运动，或身体条件不允许进行剧烈运动，那么也无须沮丧，因为我们在下文中将证明，即使是适度的活动身体，也可以保护你免受压力、焦虑、抑郁和衰老导致的衰退问题的困扰。运动可以给你打造一个更年轻的大脑。所以，无论运动的速度是快是慢，剧烈或舒缓，你都将收获无尽的好处——只要你动起来。

亡羊补牢，现在就开始

如果你能保持活跃的状态，你遭遇身体和智力状态衰退的概率更小，这是一个真理。但是假如你这一辈子都对运动敬而远之的话，又会怎样？现在已人过中年的你可能想着：为时已晚啊！人生这盘棋已成定局，我已经无能为力了。如果你到目前一直都是个四肢不勤、懒得动弹的人，你还有没有机会从运动中获得保护性的益处？

事实证明，你仍有机会。《英国医学杂志》在2009年进行的一项研究发现，那些人生前50年都处于久坐不动状态的人，只要能在50岁后开始增加自己的运动量，那么他们在寿命长度方面的提升与那些终身都热衷于运动的人相差无几。但是千万别误解我们的意思，我们并非建议你等到50岁（或更大年纪）再开始运动！我们想表达的是，运动从来不会为时已晚。所以，如果你现在还没有开展积极的运动，请此刻就开始！

　　如果你的想法是：等我退休了再好好运动吧。那我们建议你三思而后行。因为表面上看，你可以在退休后更多地运动，因为无须再每周工作40～50个小时的你，多出了很多空余的自由时间。但是英国最近展开的一项研究对退休后运动时间会更多这一概念提出了质疑。这项研究针对3334个人进行了为期几年的调研，并询问受访者体育活动和看电视等相关信息。参与调查的人年龄都在45岁到79岁之间，在刚刚开始接受研究时，他们都还在工作；但是到研究结束时，受访者中有四分之一已经退休了。研究人员发现，体育运动的水平在退休后反而下降了，且下降幅度十分明显。

　　如果你已经是一个经常锻炼的人，千万不要停止锻炼，而如果你尚未开始运动，那么就立刻开始——无论你有多久没有运动过，也无论你多大年纪。只要你能够逐步并且安全地把运动习惯培养起来，运动总是能够带给你无限的好处，下面就是运动其中一些。

大脑的运动交响曲

请记住，我们所鼓励的是身体的运动，即不仅仅是身体锻炼。让我们将身体活动比作一个由三部分构成的完整乐章，因为在一首交响乐中，前奏、高潮和终章等三个部分的乐章均可自成一体。每个单独的乐章都可以独立演奏，并且仍十分值得欣赏且有价值。但如果三个乐章依序演奏，那么乐章之间可相辅相成，共同呈现整个交响乐的美感和力量。

同样，你可以选择进行下列任何一项运动，每一项都可以为你的大脑带来益处，而如果你真的想要确保大脑的年轻与活力，最好进行下列所有类型的运动。你无须做得特别完美，并且如果你更喜欢下列活动以外的运动类型，当然也可以选择其他类型的运动。只要你开始运动，并且尽可能经常性地运动，就将能够打造一个更健康和完美的大脑。而未来的你，会感谢此刻的你所付出的努力。

行板（步行）

行板一词的字面意思就是"以步行的速度"，而我们可以将这个首要出现且最重要的身体运动形式简洁地归纳为四个字：移动就好。在这一部分的内容中，我们旨在鼓励有意识地运动：即有目的的、经常性的、不断重复的并且能够融入日常生活中的运动。我们将着重强调两种非常简单、非常易于操作的运动：站立和行走。

每个人，无论身处何种年龄段，无论当前的运动水平如何，都可以通过本小节和下文提供的所有运动建议中收益，但是如果你一直以来都处于久坐不动的状态，那么在开始运动时，必须遵循循序渐进和安全的原则。

在如何开始运动以及如何增加活动量和水平等方面，一定要遵循医生的指导，尤其是当你存在下列任何疾病状况时：

· 既往心脏病历史

· 无论是否伴随剧烈运动都存在胸部不适状况

· 因头晕而导致失去平衡

· 昏迷

· 关节问题

· 高血压或心脏问题的药物治疗

· 需要避免体育活动的任何其他病症

（来源：《体育活动适应能力问卷调查（PAR-Q）》，由不列颠哥伦比亚省卫生部制定。）

不要总是坐着——站起来！

我们可以很有把握地说，很少有现代人可以像我们的祖先那样每天运动几个小时。且根据政府的统计数据，只有五分之一的人能够遵循政府的建议，实现每周2.5小时的运动量。那我们剩下的时间都在干嘛？大部分时间里，我们都坐着不动！

琼·沃尼克斯（Joan Vernikos）博士曾是美国航空航天局（NASA）生命科学部的主任，确保宇航员的身体健康是她工作的一部分。她基于自己工作的经验，写出了一本名为《久坐致命，运动治愈》（*Sitting*

Kills, Moving Heals）的书。在书中，她指出保持坐姿过长时间对健康十分不利，哪怕你原本身体健康状态极佳且经常运动。

很多年前科学家就观察到宇航员（通常身体的状态都特别好）在太空待了太长时间之后往往会出现早衰的情况，就好像一个久卧病床的人会很快就失去大量的肌肉那样，而看起来造成这个问题的原因就在于缺乏对抗重力的运动。

我们需要不断地与重力相互作用，并积极地活动身体大块的状态肌群，只有这样才能保持健康的功能性运动、肌肉张力和身体的灵活性。实现这些目标最简单的一个方法，就是将坐姿变为站姿。我们要做的确实就只有这么多——你站立起来即可！并且你并不需要一直保持站立的姿势，只需要频繁地站起来就可以。

最关键的并不是你站起来的次数，而是你在一整天里站起来的频率。沃尼克斯（Joan Vernikos）博士表示，**在一整天的时间里，每隔几分钟就站起来一次比在一段时间内快速站起来很多次要更为有益**。连续做30个深蹲看起来可能更有成就感，因为这看起来更像是锻炼，但事实上，你一天内站起来的时间加起来超过30分钟的话，后者的益处要远超前者。在这种情况下，经常性运动的效果显然远胜过短时间内高强度的爆发式运动。

· 如果你在工作日期间需要每天静坐很长时间，尽量经常性地改变自己的姿势，坐在健身球或是一张没有扶手的座椅或是一张没有靠背的凳子上会更好。

· 在一天内，每个小时要站起来几次（例如每15分钟或20分钟站起来一次）。如果有必要，可以定闹钟提醒自己。

·如果可能，在再次坐下来之前做几个缓慢的深蹲，或者可以站起来拿头顶书架上的一本书或踮起脚尖从柜台上拿一个杯子，或弯腰从地上捡起东西等。

·有意识的将自己的办公室设计成要求运动的状态，这让你必须站起来去接电话、使用打印机或拿文件。在家时，尽可能把电视遥控放在很远的地方，这样你就必须站起来才能换台（或干脆把电视机收起来以杜绝沙发土豆的状态）。

步行——最佳的运动方式

对于大多数现代人来说，在日常生活中增加更多运动量的最佳方式就是步行。尽管能够进行快步走的效果更好，但慢步走的好处也同样很多。任何一种形式的步行都能够产生积极的效果——走到饮水机边上打一杯水、步行出门办点差事或在公园里闲散地散步，都是可行的。步行这种运动方式非常经济、无须太多技巧或训练，还十分安全，并且几乎是随时随地都可以进行。步行可以强化身体所有的主要肌肉群，提高骨密度，并且能够促进大脑的发育，并且如我们前文已经论证的那样，还能够改善情绪并维护记忆力。如果你不喜欢去健身房锻炼，那么步行可能是最适合你的运动方式。

如何步行锻炼

·步行时保持身体直立和挺胸的姿势，不要前倾。确保臀部微微收紧，这能够迫使背部的脊椎微微地压平。尽可能地拔高自己的身体，保持抬头和下巴微抬的姿势。视线瞄准前方大约6米的地方，而不要总是盯着自己的脚尖。

·在步行过程中，活动肩膀和头颈。肩膀首先由下至前，然后向上，再向后的运动；完成一圈后放松两边肩膀，自然下垂并慢慢地挺胸和向后缩肩，尽可能地聚拢两边的肩胛骨。

·弯曲胳膊肘，让手臂可以自由地摆动，在此过程中保持手臂紧贴身体的状态。你将形成一种自然的节奏，在迈出脚时，与之相反的手臂会向前摆动，从而避免出现同手同脚的问题。

·迈出的脚步无须过大，脚后跟先着地，然后身体前推直到脚趾落地。在向前迈进每一步时都需要调动臀部肌肉，推动身体前行。

如何在日常生活中实现更多步行：

·步行到大厅与同事交谈，而不是通过电话或电子邮件。

·走楼梯而不要乘坐电梯。

·放弃距离目的地较近的停车位。

·饭后散步10分钟。

如果你需要从目标的达成或数据中获得持续步行的动力，那么可以使用计步器。一开始可以将每天步行的目标设定为2000步，然后逐步地增加到每天1万步的目标。而且一定要记住，这些步数目标无须一次性完成，一天内完成这些总量即可。

找一个愿意一起步行的朋友，从他人身上获得支持，并享受自己正在进行的运动，是实现成功运动的两大助力。一边步行一边与朋友交流，或是一边步行一边遛心爱的宠物，能够帮助你保持步行的习惯。

运动新常态：非常规的运动

我们最近听到一个十几岁的年轻人抱怨自己的治疗师，因为他的治疗师坚持要求他做运动，帮助治疗他的抑郁症，而他非常讨厌运动这个概念，于是他想出了一个十分有创意的折中解决方案："我会戴上耳机，把音乐声调大，然后疯狂跳舞。"而这竟然产生了显著的效果！

梅奥诊所（Mayo Clinic）的研究人员给这种现象起了一个奇特的名称，即"非运动型活动产热"（即NEAT），非运动型活动产热指的是不以健身为目标的任何一种其他运动形式。而产热则与人体的代谢功能有关：指任何可以消耗卡路里的运动，甚至是类似在地板上踱步、脚尖点地或嚼口香糖等。

下面是健康的非运动型活动的一些替代选择，我们在每项活动后面附上了相应的代谢当量（MET），相信会有读者对此感兴趣。代谢当量是衡量各种活动所消耗能量的一种方式，坐着看电视被视为1.0MET的水平，而我们也将这个消耗水平当成进行比较和超越的目标基数。

· 散步（2~3 METs）

· 烹饪（2~3 METs）

· 打扫卫生（3~4 METs）

· 钓鱼（3~4 METs）

· 慢速自行车（3~6 METs）

· 修剪草坪/庭院整理（4~6 METs）

· 园艺（4~6 METs）

· 舞蹈（5~7 METs）

· 登山（6~8 METs）

· 做爱（1.3~2.8 METs）

（来源：《体育活动纲要》）

现在你能明白其中的道理了吧。上面列出的任何一项活动所消耗的能量，都远远超过坐着看电视的消耗，因此都能够帮助我们消耗热量，提供新陈代谢水平，并对大脑产生益处。无论你喜欢何种运动的方式，都可以尽情去享受。

慢板——舒缓的运动

慢板的字面意思指的就是"舒适随心"，描述的是音乐中以缓慢而庄严的形式演奏出来的乐章。我们将这种运动形式称为"有意识的运动"，对于我们来说，这意味着在有意识的前提下，进行缓慢、流畅且优雅的运动。无论你认为自己的运动姿势优雅与否，对最终的效果并不会产生显著的差异性影响，因为正在进行的运动质量才是至关重要的因素。

无论进行何种运动，你都可以在运动时倾注更多的意识和存在感。你可以将正念训练融入前述任何一项活动中，或融入下列任何一项更为激烈的运动中去。此外，还有很多经过时间检验的正确运动方式，这些运动经历了数百年的实践和验证，并可以在运动的过程中成功融合正念的训练。在这里我们将着重介绍其中两种运动方式：瑜伽和太极。

瑜伽：优雅、力量与平衡

瑜伽能为我们的身体提供无数的好处，以至于我们一直相信，一个完整的运动康复方案只需要包含两项运动：瑜伽和步行。瑜伽一般来说是一项比较平静和温和的运动，但有时也可以十分剧烈。瑜伽不仅仅包括温和的伸展，还包括抵抗力（力量）的训练。瑜伽能尤为显著地锻炼那些用以维持姿势的核心肌肉，并且对于存在背部疼痛的人群也特别有好处。此外，只需要稍加调整，瑜伽训练便可适合任何年龄段的人群。

所有瑜伽训练的内容都能够帮助参与者找到所谓的三种思想状态之间的平衡。这三种心理状态十分常见，但同时也会让人十分不愉快，并且我们时不时就会陷入这三种心理状态，即焦虑心态、鼓噪心态和懈怠心态。

瑜伽和呼吸练习能够帮助我们培养特殊的感觉状态，并实现特定的情绪质量。出现焦虑时，我们可以培养稳定和平静状态。感到烦躁时，我们可以通过呼吸和运动排解这种烦躁情绪。感到自己情绪特别低落，感觉完成最简单的任务都成为不可能的目标时，我们可以利用这些简单的动作来激发更大的活力和警觉性，所有这些训练都能够通过身体的锻炼来改善情绪的状态。在确保自己一天内能多次站立活动的基础上，你可以选择加入上述任何一种运动，或可以依次完成所有的动作来改变自己的心态。

太极：呼吸、运动和意识

太极是开展融合了正念训练的运动的另一个很好的选择。太极的速度平缓、温和并且十分流畅——可以在不过度刺激身体的情况下激发和维持身体的能量。随着我们年龄的增长，太极成了最佳的运动方式，部分原因是太极能够将平衡感和记忆力相融合。**学习太极的新姿势或新套路，就跟学习一种新的舞蹈一样，能够帮助刺激新的神经通路的产生**，并且由于太极在锻炼的过程中十分平和，又能锻炼呼吸，因此能够帮助淡化大脑的应激反应，从而进一步地保护我们的大脑。

快板——剧烈运动

所有的快板运动都十分迅速、敏捷和欢快，这是一种十分活跃的运动，通常被称为"锻炼"。只要你愿意，并且采取的方式十分安全，这种类型的运动可以充满活力和强度，在此过程中请格外注意前文中列出的禁忌事项（详见前文的《体育活动适应能力问卷调查》）。如果你对于自己的运动状态存在任何疑问，或你已经有一段时间没有进行过任何类型的体育锻炼，那么就需要在开始剧烈运动之前咨询自己的医生。

尽管在剧烈运动范畴里，有氧运动通常会吸引大多数的注意力，但我们接下来想要着重介绍的是另外两种类型的激烈运动，因为我们相信这两种运动能够给大脑带来最大的好处：间歇运动和渐进抗阻练习。

间歇运动——最大化利用短期爆发的运动效能

让我们回顾一下前文所述的或战或逃的反应机制和来自运动的良性压力。当我们的生存岌岌可危时，我们大脑中的战斗或逃跑的反应机制会要求我们的身体做出反应，而这种反应往往是短暂而又强烈的爆发，且在危险解除后会进入恢复阶段。我们人类天生就具备了这样的机能，当我们还是孩童时，我们每天都在频繁地进行这种短暂爆发的活动，因为它已经融合在我们玩耍的游戏中。但是成年人会倾向于逃避这种爆发性的运动，部分原因是其难度高且容易引发不适。那么，在我们根本不需要这么激烈运动的时候，有什么理由要求我们去做呢？

一个原因是，**在所有类型的运动中，高强度的间隔运动可能对我们的大脑来说最有效、最高效并且最有用。**

· 有助于减轻体重，尤其是针对难以减掉的腹部脂肪。

· 提高身体代谢率并确保效果持续24小时到48小时，并且在你停止运动后的很长时间内持续燃烧卡路里。

· 提高荷尔蒙水平，包括皮质醇、睾丸激素和人类生长激素。

· 预防成人型糖尿病。

· 激发能量、注意力和身体机能表现水平。

· 有助于减缓衰老过程。

上述所有的益处，在与低强度的有氧运动对比时更为显著，因为我们大多数人可能认为低强度的有氧运动，是我们想要变得更健康或想要减肥时应该开展的运动。事实上，最新研究表明，缓慢的、耐心的锻炼可能导致皮质醇水平增加，并实际上导致我们的身体储存更多的脂肪。当然我们并非建议你停止自己长期和缓慢的运动日程，因为我们相信这些类型的运动肯定也能带来其他方面的好处。但是，你需要考虑时不时地在每周既定的运动日程中加入一些短暂的、高强度的爆发式体育锻炼。

下面是一个间歇运动的训练计划，你可以选择自己喜欢的任何一项运动。选择一项自己中意并且可以在简短的时间内（20~30秒就已足够）高强度完成的运动即可，类似步行或跑步、骑行、划船、跑步机或椭圆机运动、游泳、健美操或舞蹈都是不错的选择，你还可以充分发挥想象力来增加更多的选择。

但在开始剧烈运动之前，记得按照医嘱再次审视自己的计划，尤其是你已经有一段时间没有从事过任何剧烈运动的情况下，然后慢慢地开始尝试。当你适应一段时间后可以适当地增加强度，在你第一次尝试加大强度时，你只需要在平时的节奏上稍微提高速度和强度。确保每周可以进行两到三次的高强度锻炼，你只需要每周进行2次每次10~15分钟的高强度锻炼就可以得到自己所需的所有良好效果。

间歇锻炼计划

在开始前进行2~3分钟的热身活动：选择自己喜欢的一

项运动，以舒缓的节奏和步调开始。

然后增加速度和难度，持续20~30秒。如果这是第一次尝试，那么加快节奏即可。在逐步取得进展之后，可以逐渐增加难度并且尽可能地挑战自己的潜能，直到自己所能承受的最大限度为止。记住：持续时间仍需要控制在20~30秒，这样的时间长度和强度已经足够。然后逐渐的放缓节奏，慢慢地恢复到热身环节的速度。然后休息1~2分钟。

重复前述流程，进行20~30秒的剧烈运动，然后休息1~2分钟。一开始时，重复次数在3~4次即可。在逐步适应后可以增加重复次数，每次可完成6~8轮的剧烈运动/恢复的循环。

整个锻炼的过程只需要10~15分钟的时间，但是锻炼的效果却可以持续好几天。每周进行1~2次的高强度锻炼，你就可以加快身体的新陈代谢、强化头脑的敏锐度并延缓衰老的过程。

保持身体的强健

你想打造更强健的骨骼、保护自己的关节、改善睡眠的质量、调节身体的状态、改善自己的情绪、防止摔倒并促进新的脑细胞的生长吗？那么，你需要每周再额外进行1~2次的渐进抗阻训练。

渐进抗阻训练的概念很简单，指的是通过随着时间推移，不断地通过增加锻炼的阻力来让你的身体机能变得更强大。我们可以通过以下几种方式来实现这一目标：瑜伽、阻力带、举重器械、自由调节重量器械或利用自己身体的重量，甚至一些涉及了举重、挖掘或搬运的园艺琐事也可以算作抗阻练习。

在正式开始运动之前，请参阅前文《体育运动适应能力问卷调查》的相关内容。如果你是第一次接触抗阻训练，我们建议你咨询专业的培训师，因为专业人员可能帮助你选择最适合的运动方式并传授正确的运动方法以避免不必要的损伤。

渐进抗阻训练

缓步开始，一开始时阻力水平要低，然后可根据进展逐步增加阻力水平。

需要锻炼到所有的主要肌肉群：腿部、臀部、背部、胸部、腹部、肩膀和手臂。确保使用的阻力够大，即在没有协助的情况下很难完成8~12组重复的联系，每次锻炼只做一组就足够了。

· 如果你想要更高的强度或更快速的增加自己的力量，那么让自己的动作慢下来。在移开重物之前数到十，然后在放下重物之前再次数到十。使用自己的极限重量举重，次数控制在3~6次之间。

· 如果你将自己的体重作为全身性抗阻锻炼的阻力，就像戴夫在《40岁后健身计划》中所做的那样，那么每周可最多重复三次抗阻训练。

· 如果你使用的是可自由调节重量的举重器材或是8~12

套的举重器械，那么每周完成两次抗阻训练就足够了。

·如果你采取的是缓慢动作加最大重量（3~6套重量），
那么将运动频次控制在每周一次即可。

尾声：终身运动

现在，让我们将全部的有效信息整合起来，向你展示如何为自己
打造一个量身制作的终身运动计划，但在开始之前，我们需要提出几
点建议：

运动应该是有趣的，运动应该是你想要做的一件事。确保自己会
坚持运动的最佳方法就是让运动充满新鲜感，并且确保自己能够享受
做各种不同事情的过程。要确保运动的轻松和趣味性，如果有可能，
尽量跟其他人一起运动，最重要的是，无论如何都要动起来！

一个最"理想"的运动方案

下面的方案为你提供了保持身体运动的最佳方式——不多不少刚
刚好——并且将人体所需的所有运动方式（及休息方式）都融合在方
案中。

每天进行

·确保自己在全天的时间段内能每隔15~20分钟就站起来一次，
永远也不要再长时间地静坐并且忽视了对抗重力的运动。

·每天都进行各种各样的非运动型锻炼。

·确保每周都有几天进行每天30~45分钟的步行，或骑自行车、滑雪、划船或你更喜欢的任何其他运动类型，确保运动量较轻且节奏适中。

每周两次

·10~15分钟的高强度间歇运动。

·隔天进行某些类型的中等负重/抗阻锻炼（例如瑜伽、园艺、全身性抗阻锻炼或较轻重量举重练习）。

·穿插瑜伽或太极等同时锻炼身心的运动，可以参加学习班或在家看视频作为指导。

每周一次

·使用最大权重的重量器材完成一组慢速抗阻练习（重量训练），每组最少重复3~6次。

·完成后休息一天。

够用就好的运动计划

发现自己根本无法完成前述这个理想的运动方案？无须担忧，下面这个切实可行的计划同样能够满足你的需求——即打造一个更年轻，更具活力的大脑。

·尽可能经常性地站起来，尽量提醒自己不要久坐不动。

·尽可能多地步行（或进行其他类型的轻度有氧运动），在步行过程中，时不时地加快步伐，持续一分钟左右，然后放慢回到正常步速。

112

·每周至少完成一次负重训练。

·每周尽量在每天抽出20分钟的时间来专注的锻炼。你只需要在清晨抽出20分钟的时间，就可以收获运动能带来的诸多益处，并且清晨运动的好处将能够持续接下来的一整天。

如果你决定只做一件事

如果你只想做一件事，那么我们在下文中也为你提供了一个简单的运动方法，这个方法几乎集合了我们在前文中推荐的所有运动方式——这就是：鼻腔呼吸的正念步行训练。你可以每天预留20分钟进行这个练习，或可以将这项运动当成日常生活的一部分。尽量不要把它当成一项"锻炼"，甚至也无须将它当成从一个地方到另外一个地方的手段，你只需要在步行的过程中享受步行的乐趣即可。

·如有可能，尽可能在室外进行，最好在自然环境中进行。

·尽可能关注自己的步行体会：自己身体的动作、自己的呼吸以及所有感官接受到的信息。

·调整步速，关注从悠闲地散步到加快步伐到十分剧烈的步行之间有何差别。

·尝试通过鼻子进行深呼吸。在调整步速时也保持鼻腔的深呼吸，看看自己能否继续保持缓慢和绵长的呼吸，即便在快速步行的情况下也要确保通过鼻子呼吸。

·记住，你没有目的地，也没有待办事项，你需要关注的只是眼前这个时刻，你只是单纯地享受着运动带来的快乐和益处。

第 5 章

充分睡眠净化大脑

年轻人，不要浪费你的勇气去跑那么快、飞那么高。
要欣赏世间万物是如何保持静止的——例如黑夜与晨光，鲜
花与书籍。

——赖内·马利亚·里尔克，奥地利著名诗人

核心概念

·休息，尤其是睡眠，是确保大脑健康最不可或缺的生活方式和
措施，然而大多数现代人都处于长期睡眠不足的状态。

·虽然随着年龄增长，我们其实仍需要同等时长的睡眠，但睡眠
模式已经被改变了并产生了睡眠问题，不过，所有的睡眠问题都是可
以预防的。

·高质量的睡眠是可以用来改善我们的情绪、增强记忆和加快治
愈的最有利手段。

·健康睡眠的过程会涉及两种生理现象，它们让睡眠看起来像是治愈身体的神奇灵药：良好的睡眠可以调节人体的生物钟，并净化我们的大脑。

人生难免会遭遇诸多紧张时刻，而驯服压力这个怪兽是如此重要，以至于本书大部分的章节都在从各个角度和方式来探讨压力的解决方案。在前面一章中，我们探讨了如何通过运动来帮助消除大脑的应激反应，而在下一章里我们将探讨饮食的作用。后面的章节将着眼于身体与心灵之间的联系，让读者们学会利用自己心灵的力量来确保身体的健康。

本章探讨的重点则是休息，尤其是睡眠。睡眠是抵抗力的最重要来源，但人们常常因为这个道理过于浅白而忽视了其蕴涵的重要性，而且睡眠还可能是保持大脑健康必不可少的关键因素。可悲的是，大多数现代人的睡眠并没有达到保持大脑年轻状态所必须的要求。

大多数人都睡不好

美国是一个睡眠严重不足的国家。据美国疾病控制和预防中心表示，睡眠不足现在已经成为美国普遍存在的一个公共健康问题，而这主要是由我们自己的生活习惯造成的。睡眠专家认为，大多数成年人每晚需要保证7~8小时的睡眠，然而从事全职工作的成年人中接近三分之一的人睡眠的时间远远达不到这个要求。成年人每晚平均睡眠时间接近6小时，然而不过是数代人之前，大多数人仍能每晚平均享受9个小时的安睡。据报告称，因为我们缺乏睡眠的程度非常严重，近

50%的人会在白天因疲倦过度而睡着，这一现象几乎发生在所有年龄阶段的人群中，而且承认自己曾在开车过程中睡着的人的数量也多得惊人！

虽然导致睡眠不足的原因往往是个人的选择或不良睡眠习惯，事实上很多人根本睡不好觉。无论抽取哪一年的睡眠数据，调查结果都显示有多达85%的成年人会遭受失眠的困扰。在任何给定时段里，慢性失眠——入睡困难的现象持续一个月或更长时间的问题已经影响了10%到15%的美国成年人。睡眠障碍在女性中比在男性中更常见，并且随着年龄的增长，睡眠障碍会出现得更加频繁。睡眠障碍造成的经济损失是惊人的：最新的一项估算发现，仅在美国，每年因失眠而造成的直接损失就高达140亿美元，而间接成本只会比这个数字更加惊人。

年龄带来的睡眠问题

许多人错误地认为，老人家本来就不需要那么长时间的睡眠。根据美国国家睡眠基金会的研究，睡眠模式的确会随着年龄的衰老而发生变化，并且很多人在衰老的过程中对自己的睡眠质量感到不满。然而年纪越大的人需要的睡眠越少是个错误的结论，因为事实是，我们能够获得的高质量睡眠时间随着年龄的增长而变少了。

为了确保睡眠的有效性，每天晚上大脑都需要在浅度睡眠和深度睡眠二者之间进行数次循环，并且需要在快速眼动睡眠（REM）阶段体验不同的梦境。随着年龄的增长，很多人的大部分睡眠时间都变成了浅度睡眠，很容易就醒来，并且深度睡眠或做梦阶段的时间也变得更短。所有这些变化都会导致严重的健康问题，而造成这些变化的原因是多种多样的，其中包括：

· 疾病和用于治疗疾病的药物；

· 昼夜节律的变化（即人体内在生物钟的变化）；

· 更年期女性经历激素的变化；

· 男性的前列腺问题；

· 消化不良或胃灼热等肠道问题；

· 腹部脂肪的堆积加剧了肠道和激素的问题；

· 大脑分泌褪黑激素量的降低；

· 皮质醇水平的升高。

尽管我们已经预测到睡眠的模式会随着年龄的增长而发生一定的变化，但我们想要向诸位证明的是，前述伴随衰老出现的睡眠问题并非不可避免。对于睡眠的科学研究发展迅速，而且已经出现了许多我们可以用来改善睡眠质量的信息和知识。在接下来的内容里，我们将与诸位读者分享我们认为最好的信息和最有效的策略，并帮助大家提高睡眠质量，让大家感到充满活力——无论你之前的睡眠质量到底有多糟糕。

睡眠对于情绪、记忆和健康的益处

在过去的半个世纪左右，睡眠研究人员一直在试图弄清楚人类需要睡眠的原因。是什么原因使得睡眠对人类如此重要，以至于我们人生三分之一的时间都花在了看起来不具备任何生产意义的睡眠上？如果睡眠对自然界所有的物种来说都意味着处于保护程度最低的状态，那为何每一个物种在完成所有的进化历程之后仍保留了睡眠的习惯？

直到最近，研究者们终于提出了这样一个假设，即睡眠本身必定含有一个目前尚未有人发现，但放之四海而皆准的好处。现在我们已经意识到，睡眠的好处远不止一个，在很多关键的方面，睡眠将有益人类的身心健康。在本章中，我们会着重强调其中三个最为重要的方面：情绪、记忆和治疗效果。

改善情绪

"我当时正在疯狂地推进一个项目，所以连续开了好几晚的夜车，几乎没怎么睡觉。第二天我觉得自己情绪高昂，斗志满满，但后来我整个人崩溃了，觉得无比失落和抑郁，到最后不得不住院治疗。"

卡拉患上了情绪障碍症，并且刚刚开始接受治疗。当她决定为了完成项目的工作而暂时牺牲睡眠时，在不知不觉中就引发了严重的情绪波动，先是情绪异常的高涨，然后就是严重的情绪低谷。睡眠的一个主要优点就是，能够让我们的心情更加舒畅和稳定，这一功能比我们大多数人意识到的更为强大。

人们早已了解睡眠问题与抑郁症之间的关系，直到最近，人们才将失眠认定为抑郁症的症状之一，并且当抑郁症被治愈时，睡眠质量也将得到改善。但当前的研究已经表明，二者之间的关系反过来也同样成立，睡眠不足是造成抑郁症的最常见原因之一，正如前文主人公卡拉所经历的那样。事实上，慢性失眠（入睡困难问题持续了一个月或更长时间）可能会导致抑郁症发病率翻倍。

另外，最近的一项研究发现，改善失眠同样能够将从抑郁症中康复的概率增加一倍。研究人员并没有使用安眠药或抗抑郁药物来治疗失眠，他们是通过认知行为疗法来治疗失眠，即与失眠者进行简短的谈话治疗、教导人们要养成良好的睡眠习惯，并让患者学会控制自己的思绪。大多数接受这种认知行为治疗的人都大大改善了自己的睡眠质量，当他们睡眠的质量得到改善之后，其中87%的人有可能恢复正常情绪，而在那些继续睡不好的患者中，只有一半的人能够从抑郁症中康复。

通过减少所谓的情绪反应，是通过睡眠改善情绪的手段之一。你可能仍能记起前文提及的杏仁体，这个位于大脑情感中心的结构，能在人类感到威胁或害怕时激发大脑的预警机制。如果这个区域一直处于过度活跃状态，那么杏仁体就有点像一个年幼的孩子，在自己心烦的时候没有抚慰自己的能力，而这个孩子需要冷静、沉稳的父母来帮助他平静下来。

大多数的成年人都具备了一个功能运作良好的前额叶皮层（PFC），其作用就像是一对好父母，能在我们感到烦躁的时候舒缓我们的情绪。但是，就像真实的父母那样，当我们睡眠质量很好时，前额叶皮层（PFC）才能更容易保持平静而有效的状态。正如来自加州大学伯克利分校的睡眠专家马修·沃克博士（Matthew Walker）所说的那样："那些晚上睡得好的人，他们的脑深部和前额叶皮质之间的联系能够得到更新或恢复。因此，额叶才能够起到调节主管情感的杏仁体的作用——且其调节方式符合社会性需求且在心理层面得到控制。"

睡眠质量差，哪怕只有一个晚上睡不好，就会放大人体内在生物钟的敏锐度，会导致你对周围事物的反应更为激烈。而反过来看，一晚好睡眠则能够帮助回拨过于强烈的敏感度，这让我们对事物的反应不那么强烈，哪怕是你在第二天面临与前面完全一样的挑战。这种承受生活的压力并仍然保持健康情绪的能力，被称为情绪恢复能力，或抗压性。这种能力对焦虑和抑郁症等心理疾病的预防有很大帮助，并且还能够保证我们免受阿尔茨海默症等退化性疾病的困扰。

情绪恢复能力与睡眠质量之间存在很强的相关性。例如，研究人员最近调查了一个被称为心理韧性的类似特质，即青少年人群"呈现出来的信心、决心、挑战心和控制能力"等。研究发现，那些呈现出较高心理韧性的青少年的睡眠往往更深和更高效，睡眠过程中较少醒来，并且浅度睡眠时间较少，白天也很少打瞌睡。而且这群青少年也被证明更具情绪恢复能力，且在整个青春期和成年后的调整和适应能力更强。人们认为，精神韧性有助于降低压力水平，从而提高睡眠质量，但二者之间的作用是相辅相成的：较高质量的睡眠反过来也能够强化心理韧性。

良好的睡眠同样也能够钝化痛苦的事件造成的情感冲击。当你在睡眠中做梦时，被称为甲肾上腺素的压力化学物质会急剧下降（这是大脑分泌的肾上腺素）。这意味着，当你处于快速眼动睡眠状态时，你的压力程度得到了极大减轻，哪怕你梦到的是十分紧张的事件。研究人员认为，这种方式能够在无压力的状态下解决让我们感到痛苦的记忆，这就好像是你在睡眠过程中给自己做了个免费的心理治疗！

保持思维清晰

"我现在真的特别担心我的记忆力，尽管有的时候我能应付得来，但在工作的时候，我越来越感觉自己的脑力跟不上节奏。我特别害怕自己哪天会因为犯个严重的错误，然后丢了工作。"

表达上述担忧的罗伯特快60岁了，到了这样一个年纪，对记忆力的担忧往往会突然加重。罗伯特担心自己已经出现了阿尔茨海默症的前兆，但是当他开始关注自己的注意力和记忆力状况时，这才发现自己的睡眠质量对这二者的影响有多么严重。无论何时，只要他前一天晚上睡得好，第二天工作时他的头脑就变得无比清晰，感觉像是年轻了20岁。罗伯特的个人经历论证了良好休息能够带来的第二大好处——良好的休息有助于保持头脑的清醒并帮助改善注意力、专注力和记忆力。

加州大学伯克利分校最近的一项研究，证实了记忆力衰退和睡眠不佳之间的联系。研究人员发现，大脑在深度睡眠阶段产生的脑电波能将储存在海马体里的记忆转移到大脑皮层，并在大脑皮层内转化为长期记忆。但是较差的睡眠质量会损害这一转化的进程，导致即时记忆无法转移，并导致大量的记忆拥堵和滞留在海马体区域。随着年龄的增长这个问题将变得更加严重，因为我们能够进入深度睡眠的时间会随着年龄的增加而减少。这反过来会导致健忘现象，比如想不起名字或数字等，这也是罗伯特十分担忧的原因。

研究人员认为，深度睡眠从三个重要的方面对学习和记忆产生影响。如果深度睡眠发生在学习行为之前，它将为学习者奠定基础，让学习者可以有效地将对新信息的短期记忆迅速转化为长期记忆。其次，如果深度睡眠发生在学习行为完成之后，那么它将有助于强化这些新记忆在大脑储存区域的印象并将其转化为长期记忆。第三个重要影响体现在创意方面：在深度睡眠过程中，人类大脑会将那些看似毫无关联的细节联系起来，帮助我们找到这些杂乱信息之间的共性和关联，这就是为什么有时我们在一觉醒来之后，能够对前一天让我们苦思冥想还找不到答案的问题产生新的见解或找到解决方案，而且这个过程也充分体现了"让我考虑一晚"这句话中包含的智慧。

修复身体

"不管我睡了多长时间，我总是觉得很累。我想要去运动，但是又做不到。因为有的时候，我觉得连移动都很困难。我的体重飙升得厉害，而且全身都疼痛不已——全身的肌肉都觉得又酸又痛，这种痛苦从未停止过！"

乔安娜承受这些压力的时间过久，以至于她根本无法好好睡觉，而这反过来又导致她的身体无法在深层次睡眠状态下进行自我修复和恢复。这样的恶性循环持续多年之后，乔安娜不得不终日承受持续的疼痛和疲劳，以及体重的增加，哪怕她不断地节食也没能逆转这个趋势。

导致乔安娜痛苦的根本原因现在也同样影响着大部分的成年人，他们共同面临的问题是：系统性炎症（影响到全身功能的炎症）。我们将在下一章中详细地探讨这个话题，因为饮食习惯与系统性炎症有着紧密的关联。但是，即便你的饮食习惯十分健康，如果你的睡眠不足，炎症的火苗也会蔓延开来。

一项规模庞大且周期很长的研究，即所谓的《心脏与灵魂研究》（*Heart and Soul Study*）最近调查了睡眠质量对全身炎症的影响。在长达5年的研究中，研究人员测量了与炎症相关的多项生物指标（C反应蛋白、白细胞介素6和纤维蛋白原等）。研究人员一开始关注的是心脏疾病，但炎症在影响心脏的同时也会影响大脑。研究人员发现，质量较差的睡眠实际上会导致更严重的炎症和更高的心脏病风险。但研究结果存在性别差异。每晚睡眠时间不足6个小时的女性出现炎症标志物升高的概率，是男性的2.5倍，尤其是当她们过早醒来时，然而男性则很少出现炎症，即便他们的睡眠时间也很少。这些研究结果表明，较高的睾丸激素水平可以在一定程度上保护男性，但雌激素水平的降低（例如绝经后）则反而会使妇女面临更高的炎症风险，因此女性更有理由在更年期精心地照顾自己的睡眠和饮食。

睡眠不足可能会导致像乔安娜这样的人很难减轻体重，即便她经常性地节食。劣质睡眠会导致食欲调节激素（生长素释放肽和瘦素）水平的变化，而这反过来会导致暴饮暴食。此外，当健康的实验志愿者的睡眠被剥夺时，哪怕只有短短4个晚上的时间，他们身体中的脂肪细胞就已经产生了胰岛素抵抗性。研究结果表明，睡眠可以调节整个身体的能量代谢，而睡眠不足可能导致肥胖和前驱糖尿病，从而引发各种各样的健康风险。

针对美国50个州的近50万人进行的一项电话调查已经证实，睡眠不足与慢性健康问题之间存在密切关联。研究人员发现，高血压、哮喘和关节炎等常见医学疾病全部与睡眠不足有关，此外还有肥胖、心脏疾病和中风等症状。尽管这项研究仍在进行中，研究人员已经得出了下述结论：缺乏睡眠在大多数慢性疾病的产生中都起到重要作用，因此应该将睡眠纳入整体治疗方案。

大脑生物钟和人体大扫除

为什么睡眠这件在我们看来理所当然的事情，能对我们的身体和头脑产生如此巨大的影响？为了更好地探索睡眠的神奇，我们需要更深入地了解大脑这台由分子构成的机器。我们将着重关注神经科学领域两个最新的突破性发现：时间生物钟和脑部类淋巴系统。用通俗易懂的语言来说，这分别指代人类大脑中的生物钟和夜间人体内的大扫除。

遵循自然节律

你或许不知道的是，我们的大脑中有一个时钟，更确切地说，人体的大部分器官都有着自己的时钟，而所有这些时钟都受控于人体大脑中的主计时装置，也被称为视交叉上核（SCN）。

人体全身的细胞中都存在一个振荡反应机理，它们起到了计时器的作用，并控制人体的一切活动，从细胞的新陈代谢到人体对每天不同需求的反应能力。这个人体内的计时器与大自然24小时的昼夜周期相契合，即使是大脑化学物质，如血清素和多巴胺等也与这个生物钟节律密切相关。这个系统的运作由位于大脑内部深处的下丘脑区域的视交叉上核（SCN）统筹，视交叉上核（SCN）的作用就像一个指挥家，确保所有其他的细胞都能够严密地遵循这个生物节律的复杂节奏良好运作。

视交叉上核（SCN）主要以光线的变化为统筹的指示，其中最引人注目的是也被称为生理节律周期昼夜的交替。尽管有些人因为遗传因素倾向于脱离这个自然的节奏（例如，有些人是天生的"夜猫子"），但是每个人的昼夜节奏都很容易在受到外力影响下而中断，尤其是在这样一个复杂的现代世界里。繁杂纷呈的现代生活的各个方面轻易就会导致视交叉上核（SCN）的运行周期脱离自然的节奏，例如电灯、生活压力和社会规范（例如为了找到社会规范的例子在大学校园里泡上一整晚）等。

光照量，这个保持人体生物节奏的最重要因素，在短短几代内发生了巨大的变化。仅仅在100年前，大多数人每天大部分的时间都曝露在室外阳光的强光照射中。到了晚上，光线就会变得十分昏暗（有的时候甚至没有光线）。这样一来，我们的祖先在日落以后的短短几个小时内就自然而然地感到十分困倦。如果你曾经有过在非常黑暗的地方露营的经历，那么你有可能已经亲身体会过类似的过程。但是鉴于现代人大部分的时间都在室内度过，我们极有可能在白天时接受的光照过少，在晚上却要接受过多的光照。

无法跟上自然的昼夜节律很快会改变我们的生理机能，引发许多上述的健康问题，哪怕是只剥夺一个晚上的睡眠，都会影响学习和记忆、降低免疫系统的功能或导致某种精神疾病的发生。患有抑郁症的人群中，超过90%的人都存在与昼夜生物节律相关的睡眠障碍，生物钟的紊乱甚至被证明与滥用药物和酒精相关。

科学家最近发现了生物节律混乱和疾病之间关系的一个可能原因。我们的生物钟调节和掌管着人体很多的基因，尤其是那些与情绪相关的基因，这或许可以解释为何我们睡眠的时间与我们身体的整体健康和情感福祉及状态之间存在密切的联系。容易受到睡眠不足影响的基因，包括那些与身体代谢、炎症、免疫系统和应激反应相关的基因，仅是短短一周的睡眠不足就会导致参与研究的志愿者身上发生并呈现出基因表达的变化。

光照量与情绪之间的联系变得如此显著，以至于我们应该改变看待抑郁症的角度和方法。例如，研究者们在调查了大量的老年人（516名平均年龄为72.8岁的老年人）以及他们在夜间曝露于光照的程度。研究人员发现，受访人群的抑郁症与他们晚上在卧室内接受的光照量之间存在很强的相关性，并且得出结论认为，预防抑郁症的一个重要方法可以是简单地保持卧室光线较为昏暗。

同样的，在清早时接受明亮的光线照射似乎日渐成为治疗抑郁症的一种有效方法，即使抑郁症本身与时节并无关联（并不像季节性情感障碍那样）。针对患有非季节性抑郁症的老年人所做的一项研究发现，每天清早一个小时的明亮光线照射，只要持续三周就能够极大地改善他们的抑郁情绪并淡化他们的压力激素，并且所取得的改善效果在治疗结束之后仍可持续。还值得注意的是，光线疗法得到正确使用时，可以比抗抑郁药物更快，更有效地改善抑郁情绪，甚至在抑郁症变成慢性疾病（即抑郁症持续超过两年时间）且已经对药物治疗产生抵抗性后仍能起效。

光照通过大脑中被称为褪黑激素的化学物质产生效果，褪黑激素的作用是显示人体内部的时间，而不管当时的实际时间为何。例如，你在睡觉前大量接受光照的话，你的身体可能误解这个信号，认为这才刚刚入夜而非深夜，而这会改变褪黑激素释放的时间和分量，并从而对睡眠产生深刻的影响。

2011年，研究人员比较了116名健康的研究志愿者在深夜暴露于普通的室内光线（200勒克斯光照）与昏暗的灯光（最多3勒克斯光照）之下的差别。研究结果现实，明亮的室内光线都会抑制几乎是每一个（99%）志愿者的褪黑激素分泌，延迟他们睡眠的时间，并且缩短了褪黑激素的作用时间，缩短幅度平均达90分钟。研究人员还发现，在睡眠时间曝露在室内光线下，即便只是短短的时间，褪黑激素的分泌也会被抑制高达50%，这导致身体出现混乱，并且表现得像是夜晚比真实的时间短得多。这也许可以解释，哪怕在冬夜这种人体会自然地渴望更长时间休息的季节，为什么还有如此之多的人会发现自己根本无法尽早入睡，这也许就是你在半夜醒来后打开灯就很难再睡着的原因之一。

我们应该好好记住，我们的身体已经发展到可以与自然世界拥有和谐的关系，而人与自然关系中最重要和最持久的一个方面就是人体受制于大自然的节奏，其中包括季节、月份，以及相对较短的活动和休息的周期，这其中最为强大的节奏就是被我们称为一个昼夜的24小时周期。如果我们停下来想一想，我们每天早上随着晨光醒来，在天黑后安然入睡，在世间万物都处于最活跃状态时活动，在应该睡觉的时间入睡，是完全合情合理的节奏，所以人类也有理由进入深度而长期的睡眠。

睡眠是最佳解毒剂

你可能对淋巴系统十分熟悉，因为这是人体进行废物管理的器官。淋巴管平行于血管，将全身各处的代谢废物运输到心脏部位，并进行最终的排放。淋巴系统的主要职责包括清除身体内因代谢而产生的潜在有害副产物，以及管理炎症和免疫力。但是淋巴无法清除大脑中的毒素，因为血脑屏障将大脑变成了一个持续封闭的系统。

最近发表在《科学杂志》上的一项研究被认为是本年度科学领域最大的突破之一，因为这篇研究揭示了大脑的清扫流程。大脑有着自己的排毒机制，被称为脑部类淋巴系统，这些平行于大脑血管的渠道负责清除大脑中的废物并移往肝脏进行最终的排除。但是脑部类淋巴系统的排毒工作主要发生在晚上，在我们的睡眠中进行。

尽管听起来令人难以置信，但脑细胞在睡眠中会缩小达60%，以便为这些脑部类淋巴细胞腾出流通的空间。相较于我们清醒时段，这些系统的流通速度在我们睡着时会加速到10倍以上，所有这些清扫活动可以解释为什么人类的大脑在夜间消耗的能量与它在白天时的消耗量几乎同样多。

　　那么，睡眠的主要目的之一就应该是关闭大脑日常的活动，以便清理活动可以开始。这就好像一个白天时挤满了各种人和各项活动的繁忙写字楼，到了夜晚关闭时，其他工作人员可以进来进行清理，并为第二天的工作做好准备。

　　同样的，我们的大脑似乎需要在白天保持活跃或警觉的状态，和在夜晚进行清理的活动之间做出选择。该研究的作者之一，麦肯·内德歌德（Maiken Nedergaard）博士解释说："就好像你打算在家里举办派对那样，你可以选择招待客人，也可以选择收拾屋子，但是你无法同时达成两个目标。"

　　这个发现对于类似阿尔茨海默症等脑部疾病有着显著的启示，因为阿尔茨海默症与大脑中被称为第二淀粉质（Beta-amyloid）的蛋白质的沉积相关，而这种大脑废弃物质在理论上应该可以通过脑部类淋巴系统清除。当然，仍有许多问题悬而未决，但是这项研究的确提醒我们，如果我们真正关注自己大脑的健康，就不应随意剥夺自己睡眠的时间，虽然睡眠的重要性尚有许多迷雾等待解开，但它的珍贵性和重要性已经不言而喻。

如何才能睡个好觉

如果睡好觉是一件容易的事儿，我们所有人肯定都能睡得又熟又香，并且夜夜如此。但是有很多事情会导致我们无法确保良好的夜间睡眠，而其中有些因素是人为强加的，有些则似乎是超出我们控制以外的。我们希望可以通过清晰而简洁的阐述，让大家能够更加了解现存的诸多改善睡眠的建议。

我们的建议将分为几个层级，因为有些人可能只需要进行一些简单的调整，而其他人可能需要遵循所有下述建议并且坚持执行一段时间。但是我们坚信，只要大家遵循下述的系统训练，所有人都可以改善自己的睡眠，并感受到良好睡眠带来的成果，即一个更愉悦的心情、一个更清晰的头脑、一个更健康的身体，以及一个更年轻的大脑。

睡眠准备第一步：设置自己的卧室

第一步，也是最简单的步骤，就是创建一个有利于睡眠的环境。对于某些人来说，这就是你所需要做全部调整，而且实现这个效果也只需要为你的卧室增添一些并不昂贵的细节。

·确保卧室就是仅用于睡觉的场所，因此需要移除与工作相关的物件、电视或其他电子设备，保持卧室的简单和整洁。

·保持卧室的黑暗状态，因为即使是少量的光线也可能改变褪黑激素的分泌，因此请关闭所有可以关闭的照明（包括闹钟、手机和夜间照明灯等）。

· 确保卧室的安静。当你进入较浅的睡眠阶段时，即使是最轻微的声响也会让你醒来。如果你的床伴打鼾，可以考虑使用白噪声机（如室内空气净化器等能发出诸如海浪声、雨声之类有助睡眠的声音）。如有必要，可以考虑分房睡：研究表明大多数的夫妇在各自的卧室睡觉时睡眠质量都较好。

· 确保温度较低。当身体的温度慢慢降下来时，你可以睡得更好，所以确保卧室的温度在60～75华氏度，因为这被认为是最佳的睡眠温度。

· 确保寝具的舒适性。质量上佳的寝具显然是确保睡眠质量的加分项，但却不一定需要多昂贵。秘诀就在于，在购买一个新床垫之前，花一点时间来试用。消费者报告表明，在床垫商店里花上15分钟的时间进行测试跟带回家花更长的时间试用的效果一样好。

睡眠准备第二步：白天生活规律

在一天24小时内，关注我们在除了睡眠时间之外的其他时间段内从事的活动，可以让我们更容易进入深度睡眠。

· 起床要决绝，但是方式可以十分温和。每天早上坚持同一时间起床至关重要（或坚持在接近的时间段起床），因为这能够帮助你形成自己的生理节奏。如果可能，尽量避免设置刺耳的闹钟，但在必要的情况下，也不是完全禁止使用。甚至被光线唤醒都比闹钟更有效，无论是日出后的自然光还是"模拟黎明光线"。

· 整理床铺。一份民意调查发现，每天早上整理床铺能够将当天晚上获得高质量睡眠的可能性提高近20%，也许是因为这个举动能让我们避免将床铺用于睡眠以外的任何其他活动。

接受明亮光照。充分利用昼夜节律的周期，让自己能够接受一定程度的强光照射，最好是在醒来后的一到两个小时内进行。这将有助于调节你的褪黑激素自然周期，提高你在夜晚应该睡觉的时间感到昏昏欲睡的概率。自然光照是最理想的选择，但如果没机会接受自然光照，你可以使用一个能够发出明亮光照的设备来实现这一目的。

·尽早运动和经常性的运动。运动可以改善睡眠质量这一点已经毫无疑问，但是不要将运动推迟到太晚的时间。为了确保运动的良性压力，最好在睡觉前3小时内避免运动，因为这可以确保应激激素的下降和身体的降温。

·控制咖啡因的摄入量。只要含咖啡因的饮料不会影响到睡眠质量，你就可以尽情享受，但鉴于咖啡因的效果可以持续12小时以上，所以最好在中午之前享用。

·晚餐尽可能早吃，并且要吃得清淡。如果有可能，将大餐放在中餐时段，因为你的身体在中午时段的消化能力更强。晚餐尽可能早吃，但是确保晚餐的摄入量足够，以避免在睡觉之前再补一餐夜宵。此外，尽可能减少晚餐蛋白质的摄入（因为蛋白质往往具有刺激性）并且吃更多健康的碳水化合物（如全谷类、豆类、根菜类等）。这有助于稳定你的血糖，使色氨酸进入大脑，并保持大脑中的化学血清素的平静。

·谨慎控制饮酒量。同咖啡因一样，酒精的摄入量只有在适度的情况下才会对身体有益（适度对于女性来说一般指一杯，对男性指两杯），并且在饮酒不会影响睡眠质量的前提下。尽管在睡觉之前喝上一杯可能让你感到昏昏欲睡，这事实上会导致在酒劲儿过后的两三个小时内引发其他问题，因此最好在晚餐时享用美酒。

· 在白天时休息几次进行呼吸练习。你只要停下手中正在忙的工作，把注意力集中到呼吸上即可。如果可以，请闭上你的眼睛，但这不是必要条件，而且你也无须进行什么特殊的呼吸训练，尝试尽可能全身心的去体会自己的呼吸即可。你可以关注自己的腹部在呼吸时的起伏过程，因为腹式呼吸能帮助你自然的实现更绵长的深呼吸，看看自己能否在三个深呼吸的时间内尽量保持注意力集中于呼吸过程。每天可以尽可能多地在自己记得的时间里进行呼吸练习，因为每次练习只需要一分钟。如果你休息的时间更长一点，那么可以尝试练习舒缓呼吸法（见下文）。将意识放在呼吸上能够让你的自主神经系统放松并关闭你的应激反应系统，从而达到休息的目的。

舒缓呼吸训练

舒缓呼吸训练通过强调呼气过程来解决焦虑和压力问题。当我们处于放松状态时，呼气自然而然地会呈现一种舒适、绵长而饱满的状态，并且无须着急进入下一个呼吸循环。当我们感到焦虑或激动时，我们的心情会体现在呼吸上，通常表现为较浅或较为短促的呼吸，而我们可以通过有意识的延长呼气来培养平静的心态。

· 找到一个舒适的姿势坐下或躺下。

· 闭上眼睛并将注意力集中于呼吸上，慢慢地通过鼻子吸气，数三到四个数。

· 短暂的停顿，然后轻轻地呼气，从一数到六，这能确保你的呼气时间长于吸气时间。

· 保持这种方式继续训练，放空思维，不要考虑工作或负担。当你按照训练方法呼气到最后时，你可能开始注意到每次呼吸之后会存在一个短暂的停顿。这是你的身体内在的智慧在提醒你，在每一次的呼吸循环之后会存在一个十分短暂的寂静，因此，通过延长吸气和强化身体与这个停顿的联系，我们就可以增强培养和维持平静状态的能力。

睡眠准备第三步：晚上的活动

你感到越来越困了……非常非常困倦，或至少到了睡眠时间你应该处于这样的状态。下面提供的几个步骤能够帮助你在睡觉前的几个小时内培养倦意，并确保一晚高质量的睡眠。

· 停止工作。至少要在睡觉前的一小时停止任何形式的工作，停止得越早越好。怎么打发这段时间？可以尝试我们老祖宗们睡前常做的事情——阅读书籍，写写日记，听听轻音乐，或花时间来祈祷或冥想。

· 保持环境黑暗。至少要在睡觉前一小时关闭所有的电子设备，包括电脑、iPad和智能手机，永远也不要躺在床上看电视。尽可能将卧室的灯光调暗，甚至可以使用蜡烛，睡前营造黑暗的环境能够为自然的睡眠状态带来无法估量的好处。

· 为身体降温进行热身。至少在睡觉前一小时洗个热水澡或泡浴，这使得我们的身体在睡前可以进入自然降温的阶段。

· 喝杯牛奶。睡前一杯热牛奶（奶制品、杏仁露、豆浆或其他饮品均可）可能实际上有助于睡眠。前述饮品中所含的色氨酸能有助于加深睡眠，而且热热的温度至少能够很好地安抚情绪，而且添加少量肉桂、豆蔻、肉豆蔻能让饮品变得更具舒缓作用。

最后的准备：睡觉时间

接下来要做的事情再简单不过了，你只需要躺下来，闭上眼睛并且进入梦乡。下面几项建议能够帮助你轻而易举地实现这个目的。

· 保持规律。尽可能在每个晚上大约同一个时间段睡觉，而且如果你能够每天早上大约同一时间起床，这个习惯就更容易养成。

· 感到困倦时就上床睡觉——但是不要在没有睡意时在床上干熬。尽管我们建议确保大致相同的睡觉时间，我们也希望你能够把上床和睡觉结合起来，并且尽可能避免躺在床上翻来覆去地试图睡着。

· 形成规范流程。当我们还是孩童时，我们的身体非常喜欢规律的就寝时间和程序。喝一杯热牛奶、刷牙、上厕所、爬上床、读一小段睡前故事、关灯睡觉。你可以设定一个适合自己的睡前程序，尽可能保持愉快的状态并舒适地入眠。

· 保持侧睡姿势。如果你是一个喜欢仰躺或俯卧睡觉的人，很抱歉地告诉你，研究已经证明，当我们在侧睡时，我们更容易呼吸并且睡眠质量会更高。而且如果你不小心吃撑了或很晚还在吃夜宵，那么可以保持左侧卧姿势，因为这可以确保你的消化相对容易一些。

如何高效午睡

午睡的效果是绝佳的，但前提是你晚上的睡眠质量也很好。能够进行短时间午睡的人，学习效果似乎更高，且更能创造性地解决问题。聪明的公司会鼓励员工进行午间小憩，例如，谷歌公司为自己的员工提供了午睡折叠床。下面的建议可以让你更好地利用午睡的好处：

· 在正确的时间段午睡，因为没有人希望因午睡打乱自己的正常生物节奏并导致夜间难以入眠。假设你晚上睡觉的时间在10点到11点之间，你应该确保在中午到下午三点之前的时间段内进行午睡。

· 保证午睡时间不过量，爱因斯坦最著名的一件逸事就是手握勺子就睡着了。当他睡着后，勺子掉到地上，响声又把他惊醒了，于是他的午睡也结束了。当然，我们午睡的时间也没必要像爱因斯坦那么简短，最好尽可能保证午睡时间在30分钟左右。超过30分钟的午睡往往会让人感到更加昏昏沉沉，并且导致夜间更难以入眠。

如果确实睡不好怎么办

睡眠卫生建议（如前述）为高质量的睡眠打下了良好的基础，但建议往往仍是不足的。所以，当你尝试并遵循了前述所有的方法之后还是睡不好，应该怎么办？

· 首先，你可能要戒掉一些习惯或东西。如果你的失眠有可能是因为任何其他理由，你最好停止任何咖啡因或酒精的摄入，无论在一天中的任何时间（如果你已经对咖啡因形成了依赖，那么你需要逐渐地减少摄入量），并且在夜间睡眠回复正常之前需要戒掉午睡的习惯。

· 接下来，在白天时增加更多的光照。如果可能，在一天中光照最强的时段在户外待上30分钟或更长时间（即太阳正午时）。如果没有条件做到这一点，可以考虑用10000勒克斯的灯箱，或一个蓝光发射器作为替代。而且如果你患有季节性抑郁症，那么可以利用每天清晨（早上6~8点之间）和黄昏（每天下午5~7点之间）的光照来欺骗自己的大脑，让其认为白天变得更长了。

· 甚至可以采取更多的措施来保持夜间家里的光线昏暗。如有必要，可以将窗帘换成能为房间营造昏暗效果的色调，如果这么做太贵，则可以考虑晚上睡觉时戴上眼罩。避免在家里使用任何蓝色波长的光线（甚至包括电脑屏幕和闹钟收音机），在生活区设置可调光开关，并且在电脑或iPad上安装遮光软件（例如，你可以下载一个叫作f.lux的免费应用程序）。

· 只有在感到困意时才上床睡觉，而且醒来后在床上躺着并持续清醒超过20分钟的话，就果断起床，到一个黑暗的房间并阅读一些不会令你过于兴奋的东西，或是写日记。你会发现把心中所有的担忧写下来，能够帮助你避免在脑海里一遍又一遍地思考从而导致无法睡着。

· 为了不让自己因为焦虑的反复思索无法入睡而失眠，你可以做一些事情来分散自己的注意力。你可以尝试在脑海里做一些数字练习，例如你可以从100开始每隔三个数字向后倒数，你也可以进行舒缓呼吸练习（详见上文）。

·**两种气味有助于睡眠**：吸入类似茉莉和薰衣草等味道的精油可能在减缓焦虑方面与药物的效果类似，并能够帮助入睡。你可以在泡澡时加入精油，也可以在卧室放置一个香薰挥发瓶，或简单地将一滴精油滴到枕头上。这些方法见效很快，因此你可以在尝试这些方法仍无效之后再尝试下文提供的自然疗法。

如果还是睡不着怎么办

到了这种情况，很多人会忍不住转投药物治疗的怀抱，而且即使你这么做了，也可以理解，但是我们希望你不要这么轻易地就放弃。对安眠药的研究表明，这些安眠药并不如我们大多数人认为的那么有效，因为这些药物只能够每晚为你增加几分钟的睡眠，但同时往往会导致记忆力问题或其他副作用的出现。除了极少数的极端情况，我们很少将安眠药当作睡眠问题的长期解决方案。

下面提供的几项自然疗法也仅适合作为短期解决方案使用，在你重拾自己自然的睡眠模式后就应停止。如果你对于服用任何其他药物或就添加下列任何自然疗法存在疑问，应首先咨询自己的医生。

褪黑激素

请记住，褪黑激素是大脑分泌的化学物质，主要功能是调节大脑的视交叉上核（SCN），即大脑中主管生物钟的区域。褪黑激素只有在黑暗的环境中才能产生，哪怕正常的室内光线都可能影响到它的分泌，所以首先要按照前文所述的方法来尝试管理自己的光照时间。然而，褪黑激素的分泌确实会随着年龄的增长而降低，因此如果你需要更多的褪黑激素来确保睡眠，那么少量的补充褪黑激素是安全而有效的。

·刚开始时尽可能使用较小剂量（可以控制在0.25或0.5毫克作用，效果同样明显），并且在睡前一小时左右使用。如果你使用的是舌下含服产品（即放于舌下位置自然溶解），那么可以在睡觉前15分钟左右再使用。

·如有必要可以每隔3～4天逐渐增加剂量，常用剂量为1～3毫克，并且每晚使用量不得超过6毫克。

·尽管褪黑激素被认为是相当安全的，但它仍可能产生一定的副作用。如果你在使用后感到麻木、神志不清或者抑郁，那么应停止使用。

氨基酸

这些天然物质主要来源于蛋白质，但是当单独服用时，它们可以具备轻微的药用效果。尽管在解决入睡困难问题上，褪黑激素的效果最好，氨基酸也可以有效地帮助你保持深度睡眠状态，我们认为效果最好的两种氨基酸是色氨酸和左旋茶氨酸。

人类的大脑利用色氨酸来产生血清素，而血清素有助于保持人体平静且有利于睡眠。色氨酸在饮食中的含量十分丰富，尤其是在火鸡肉和奶制品中。睡前一杯热牛奶可以为身体提供足够的色氨酸剂量，但是你也可以额外服用色氨酸或跟色氨酸具备类似功效的5-羟色氨酸，以药片形式服用。常用剂量为500～1000毫克的色氨酸，或50～100毫克的5-羟色氨酸，在睡前一小时左右服用。除非遵医嘱，否则在服用色氨酸时不要添加任何其他种类的抗抑郁药物。

左旋茶氨酸在与另外一种具备舒缓效果的伽玛氨基丁酸（GABA）共同产生作用时对缓解焦虑情绪尤为有效。你也可以从饮食中摄取左旋茶氨酸，尤其是从绿茶中，但是作为补充剂时左旋茶氨酸的效果尤为明显。常用剂量为100～300毫克。在睡前一小时左右服用。

中草药

中草药材长期以来都被证明是安全而有效的，尽管其效果相较于处方药可能更温和而缓慢，中草药对睡眠疗程的整体作用是既有效又安全的。可以选用的中草药类型十分多样，而最好的办法是选择同时包含了几种类型中草药的产品，例如蛇麻子、洋甘菊、柠檬香脂等。我们发现对睡眠最有效的两种中草药是西番莲和缬草。

西番莲听起来并不像是可以促进舒适睡眠的药材，但其确实具备极佳的舒缓效果，且对于不断作怪的忧虑和焦虑情绪尤为有效。西番莲冷冻干燥提取物的常用剂量在400～700毫克之间，或可以服用15至30滴液态提取物，在睡前30分钟到1小时内服用。

缬草的根，通常被称为"纯天然的安定药物"，是一种温和的镇静与抗焦虑物质。以药片形式服用时，常用剂量在500～1500毫克之间，或可以服用15～30滴液态提取物，在睡前一小时以上服用。

身心问题的其他解决方案

很多研究已经表明，在白天时进行瑜伽、太极拳或针灸活动，可以提高夜晚的睡眠质量。同时，你可以考虑找一个心理医生进行专门针对失眠的认知行为治疗（CBT-I），这种治疗已被证明在治疗失眠方面具备比药物治疗更长期而持久的效果。

自我催眠练习

我们提供的这个自我指导的训练方法旨在通过自我催眠来改善睡眠质量。催眠可以成为重建正常的恢复性睡眠状态的一个极佳途径，因为催眠涉及了三个让人入睡的最有效因素：集中注意力、开始沉迷于某种体验并提高对建议的反应能力。

· 开始时，在椅子上坐下，保持一个舒适的姿势（当你随着不断的练习对锻炼的指令更为熟悉后，可以在床上进行练习）。

· 练习时保持视线稍微上抬，并将视线聚焦于房间里某样静止的物品，哪怕整个房间都处于黑暗状态。

· 在以这种方式持续地集中注意力的过程中，关注自己呼吸的循环过程，将每一次吸气和呼气的完整过程作为一次循环。每20次完整的呼吸循环作为一个小节，首先从1数到10，然后再从10倒数回1。

· 此时你可能开始注意到微妙的变化已经发生，你的眼皮可能开始迅速地闭合并可能会保持闭合的状态。你的呼吸节奏可能变得更深远而悠长，你的肌肉张力可能随着每次的呼气而放松，以放松而舒缓的方式接受这些变化的发生。

·然后，当你发现自己的注意力已经完全放松之后，在脑海中想象一间大房子的画面。这是一间舒适而温暖的房子，有很多的房间，而你的卧室隐藏在这个大房子的一个角落里，想象这间大房子的每个房间里都用蜡烛照明。首先从距离想象中的卧室最远的房间开始，进入这个遥远的房间。走近房间里点着的蜡烛并盯着它的火焰，然后，在下一次呼气时，温柔地吹灭这根蜡烛。然后进入下一个房间，并再次温柔地吹灭下一根蜡烛。不断地重复这个行为，一个房间接着一个房间地吹灭蜡烛，在这个逐渐吹灭蜡烛的过程中，留意整个大房子越来越安静的氛围。这样会让你在吹灭每根蜡烛并使整个房子变得越来越黑暗和安静的过程中，让你自己也变得越来越安静和昏昏欲睡。

·当你越来越靠近想象中的那间卧室，随着整个房子变得越来越安静和宁静，你可以感觉到自己外部感官和心灵中的想象之间的界限变得越来越模糊，并且你会慢慢地进入睡眠的状态。当你最终进入想象中的卧室并给自己盖上床单时，你可以感到自己身体散发出的对休息的渴望，于是你躺到床上，让自己的头部深深地陷入柔软的枕头中，并轻松地进入下一阶段的睡眠，舒适的深度睡眠，让自己放松地陷入这样的状态……

·你可能直接在椅子上就睡着了，这也是可以接受的。这个练习的关键在于让你认识到如果自己可以在椅子上就直接睡着，躺在床上时肯定也可以睡着。当你最终可以将这个练习的场地从椅子上转移到床上时，大胆地进行实践。你只需要意识到，这个想象中的睡眠之屋的大小可以随心所欲地变化，可以根据自己的需求变大或变小。你只需要确保这个想象中的房间有足够的蜡烛等待吹灭，并让你可以在吹灭的过程中慢慢感受到白天的逝去，并随着自己的身体和想象力慢慢地回归夜间的床上，并最终享受和体验到夜晚给予的最伟大礼物：舒适的睡眠经验。

　　这个练习旨在解决的问题很多人肯定都经历过——躺在床上翻来覆去，纠结自己为什么还睡不着。通常情况下，我们认为睡不着是一个可以通过努力练习来解决的问题。但事实正好相反，因为我们不需要做任何事情也可以睡着。睡眠问题的诡异之处就在于你越是努力就越是睡不着，因此，最好的方法就是允许自己自然而然地睡着。要学会放弃努力和挣扎，但这的确是说起来容易做起来难。但是通过这个方法训练，结合本章中提供的其他建议，我们相信，你会更容易入睡。

第6章

均衡营养保养大脑

---------- 原则3 ----------

一定要吃食物，但是切记过量，尽量食素。

——迈克尔·波伦，美国作家

核心概念

·饮食对大脑健康有着至关重要的影响，并且可能是积极的，也可能是消极的影响。诱发人体疾病的根本原因往往与我们入口的食物有关，所以要管理好这个健康的源头。

·科学研究将着眼于如何通过确保大脑养分的充足来确保人体在衰老过程中仍保持充满生机与活力的状态。

·人体是否需要补充额外的营养？这是当前一个充满了争议的热门话题，而我们也将试图解决这个问题，并为大家提供合理的建议，让大家明白是否应该或应该如何在自己的饮食中增加草药和营养补品以确保健康。

· 应该如何吃才能保护大脑不受衰老的损害？我们将在下文中为大家提供一个基于科学研究和实践效果得来的饮食方法，因为它不仅易于操作，还能有助于保护大脑。

为我们的身体和大脑提供养分本应是一件轻松和自然的事情，然而，尽管我们掌握了无数的营养知识，当今的日常饮食结构远远不如前几代人那么健康。到了21世纪，如何正确的饮食竟然已经成为令人困惑的话题。如果你曾关注过数量众多的，与饮食有关的书籍、博客文章或饮食方案等，那么它们所提供的相互矛盾的信息可能会让你头晕目眩，不知到底该相信什么。

本章内容旨在扫清这些迷雾，并为大家提供一个简单的、可持续的方式，让大家能在滋养大脑的同时保护大脑免受衰老的损害。正如我们在前面章节中所做的那样，我们会在本章中筛选有效的科学成果，结合我们从自身实践中获得的经验，希望能够为如何才能吃得好这个话题增加一些有用的常识性信息。

我们吃得太多

本章开头波伦对饮食提出的第一个要求就是："一定要吃**食物**。"这难道不是人人皆知的道理，为什么波伦还要强调呢？难道竟然有人会不知道这个道理吗？

事实上，这个浅显的道理并非如我们想象的那样人人皆知，因为我们现在摄入的很多东西并非食物。任何已经改变了其自然形态的可食之物，已经不再是真正的食物。已经很少有现代人还能记得，在整个食品加工制造业兴起之前，杂货店里售卖的食物都是什么样子，因为我们已经处在一个到处充斥着经过加过和包装的食品的世界。但是就其历史进程来看，食物的这种变迁也不过就是在这短短几十年间发生的现象。早餐谷物有可能是最早的现代加工食品，而这种加工成品的出现，事实上还不到一个世纪。一开始，加工后的早餐谷物的确是一种有益的饮食方法，旨在为日常饮食添加更多的全麦成分。但是，你现在只要到超市里的谷物货架前走一圈，很快就会知道加工后谷物制品后来发生了什么样的变化，食品行业已经变成了过度强调加工食品更好的口感（通常通过在加工食品中添加糖和脂肪来实现），更方便的食用等。而且，在政府的推波助澜之下，食品行业也让加工后的食品变得比原生态食物更加便宜。不幸的是，整个食品行业却几乎无法让入口的食品变得更加健康。

除了向加工食品转变这个趋势之外，最近几十年，在食物领域还出现了一些其他趋势，彻底颠覆了我们饮食的自然和健康状态：

我们纤维的摄入量变少了。在剔除了关键的营养成分之外，加工食品还打破了食物原有的结构，导致食物中纤维含量更少，从而确保易消化的效果，而这会导致人体血糖飙升并严重破坏人体的新陈代谢。

糖分的摄入量急剧增加。谈到新陈代谢方面出现的严重问题，不得不提的是我们在过去30年里食糖的消耗量急剧增长。这是由于廉价且无处不在的果糖甜味剂（如高果糖谷物糖浆等）所导致的，因为这种甜味剂存在于大多数的饮料和加工食品中。我们知道这对身体有害,《美国医学会杂志》(JAMA)最新的一项研究证实,过高的食糖摄入量将导致因心脏疾病死亡的人数飙升,并导致大量摄入糖分的人群因心脏疾病而导致的死亡率翻倍。

我们已经完全无法判断膳食脂肪的好坏。几年前,试图确保健康饮食的我们被告知,要放弃摄入肉类、黄油和奶制品中含有的"有害"饱和脂肪,并以人造奶油或其他氢化油作为替代。现在我们意识到,氢化油是不健康的,且饱和脂肪是否真的如此有害这一整个概念也遭到了质疑。一项大型的国际研究发现,没有任何证据表明饱和脂肪会引发心脏疾病,或增加不饱和脂肪的摄入量可以预防心脏疾病。而这些发现可能推翻我们几十年以来在营养学领域坚守的很多信念,哈佛大学流行病专家弗兰克·胡博士在对这项研究做出评价时指出:"单一营养学的做法早已过时,我认为未来的膳食指南将会更强调真正的食物,而不是简单地针对某些营养成分的摄入量给出绝对的上限值或建议值。"

我们已经无法从饮食中吸收足够的欧米伽-3脂肪酸(Ω-3)。我们的祖先食用很多野味和草食动物,例如鱼类等动物的肉类天然就含有大量的欧米伽-3脂肪酸,因为这些动物自身的饮食结构中就包含了大量的欧米伽-3脂肪酸。鉴于欧米伽-3脂肪酸有助于治愈炎症并改善神经元功能,它对大脑的健康也至关重要。在现代社会中,家养动物和人类所消耗的谷物中欧米伽-3脂肪酸的含量已经很低,而且现代人的烹饪用油中含有大量的欧米伽-6脂肪酸(包括玉米油、红花油以及大豆油等），我们在饮食中摄入的欧米伽-3脂肪酸和欧米伽-6脂肪酸的比利已经从健康的1∶1急剧增加到十分不对等的1∶20。换句话说，我们治愈炎症的能力已经大大降低，而这也是导致慢性疾病的一个主要原因。

我们食用的谷物已经大不如从前。被大多数现代人当成主食的现代谷物，已经与我们祖父一代人所食用的谷物大不相同，那个时候的谷物种类远比现代多。现代社会的谷物已经成为单一物种（即相较于过去多样化的选择，当今的谷物其实一成不变），并且其营养价值远不如过去多样化的谷物选择。但从健康的角度来看，最大的问题可能在于它所包含的蛋白质（谷物蛋白和植物血凝素）。现代的谷物含有更多的蛋白质，并且可导致更多人产生更强烈的反应，并进一步诱发炎症。

毫无疑问，我们吃得太多。自20世纪70年代以来，肥胖程度已经大幅上升。根据最近的盖洛普民意调查，只有三分之一的美国人现在处于正常的体重水平，有35%的美国人体重超标且剩下的27.2%的美国人被认定为肥胖症患者。在短短的30年里，尽管脂肪的消耗量呈下降趋势，美国人平均消耗的热量已经上升了高达30%。罪魁祸首是什么？大部分超标的热量来自于精制谷物和糖分摄入，例如超大份的套餐、碳酸饮料和小吃等。

当然，我们可以改善前述问题。相信在阅读完下文的内容后，你也会积极主动地想要做出改变！

优化膳食结构是科学基础

无须他人唠叨，每个人都早已相信优化的膳食结构有利于身体健康。在过去的几十年中，我们不仅仅听闻了健康饮食对身体的好处，也从自身的经历中意识到，只要选择更健康的食物，我们的身体就会更健康。然而仍有源源不断的科学发现证明，入口的食物对我们的思维、情绪和行为都产生深远的影响，而这也已经越来越成为毋庸置疑的事实。重要的是，我们也仍需牢记，食物对身体产生的效果不仅是立竿见影的，也是持久有效的。我们今天入口的食物可能在未来几个月甚至是几年内，对我们大脑和身体的状态产生影响，而且正如我们所看到的那样，我们入口的东西不仅仅有可能影响到我们的下一代——甚至还会影响到再下一代的健康。

降低糖、压力和炎症的风险

正如我们在前文说过的那样，记忆力的衰退和脑容量的损失并非衰老过程中不可避免的过程，但人脑是个非常敏感的器官，一旦没有得到妥善维护就极易受到损害。下列三个方面对人类大脑往往会造成最大的威胁，即过量的葡萄糖、代谢应激反应和炎症，然而这三个方面的问题都可以通过饮食进行中和或缓解。

关于人类衰老原因的各项研究中，最为突出的是专注于一组有害化合物的研究的一个理论，这组化合物被称为晚期糖基化终末产物（Advanced Glycation End Products-AGEs）。这些物质会诱发很多慢性病，如糖尿病和心脏疾病等，并且高血糖会导致这些物质的分泌增多。这些物质也与阿尔茨海默症有关，因为它们在患有阿尔茨海默症的大脑中比正常大脑中更为常见。人们普遍认为，这些物质会导致蛋白质、血糖和脑细胞粘连成团并进而导致一些神经元的功能不良和其他脑细胞过早死亡，而在患有阿尔茨海默症的患者身上，升高的血糖也将加剧大脑中由蛋白质引起的血管损伤。

血糖似乎确实会导致大脑萎缩，并且只需极少量的血糖就可能导致这一后果，即便血糖处于正常范围内，如其数值偏于超高的临界点，那么也与大脑海马体的萎缩有关，而且血糖水平越高，对大脑造成的损害就越大。由美国华盛顿州进行的一项团体健康调查发现，血糖的升高与阿尔茨海默症之间存在显著的相关性，即血糖越高，患病风险就越高。

毫无疑问，含有过高糖分或其他简单（精细）碳水化合物的饮食会导致血糖的升高，如白面包、意大利面或玉米制品。但是过大的压力也会导致血糖升高，因为压力引起的应激激素皮质醇会让你的食欲大涨。不仅仅如此，皮质醇还会让你想吃那些能够迅速提高血糖水平的特定食物——例如精制糖和精制谷物食品等我们在前文中所述的，能导致大脑存在风险的食物。

慢性压力不仅会让你感到不舒服，还会对身体造成损害。压力显然会影响到人的认知能力和记忆力，并增加患上阿尔茨海默症和其他形式阿尔茨海默症的风险。与压力应激反应相关的问题或许在某种程度上可以解释为什么有些人会患上阿尔茨海默症，而其他人在大脑中出现与阿尔茨海默症有关的微观变化时仍不会患上这种疾病。后者身上肯定存在一些保护性因素，但这些因素是什么？一项最近的发现指出，这种保护性因素应该是能够通过开放或关闭一种调节与阿尔茨海默症相关基因的蛋白质——这种蛋白质也是正常的压力应激系统的构成部分。人体天生就具备保护大脑并对抗衰老效应的机制，而妥善地处理压力则是其中一种保护性机制。

在本书稍后的章节中，我们将为大家提供行之有效的方法来减缓压力，同时，永远也不要低估了饮食保护人体免受压力负面影响的能力。

另外一种类型的压力发生在细胞层面，被称为氧化压力。人体大脑需要通过一种被称为氧化代谢的过程来产生大脑运作所必需的能量，这是一个复杂和相当混乱的过程，而且这个氧化的过程会产生可能损害人体大脑的氧化毒性副产物。幸运的是，大自然母亲已经通过食物为人体提供了保护性的元素来对抗这种副作用。其中最重要的，是一组被称为抗氧化剂的营养素，正如其名字所暗示的那样，这组营养素有助于对抗氧化过程中造成的有害影响并提供大脑所急需的保护。

随着年龄的增长，这种代谢过程往往会变得更加混乱，所以我们就更需要这种保护。我们将在下文中给出更多、更具体的建议来保护我们的大脑，但是所有的建议都可以归纳成简单的一句话：吃大量种类丰富、色彩鲜艳的水果和蔬菜，那些让植物变得鲜艳多彩的营养素，也能为我们的大脑提供必须的保护。

慢性压力造成的一个尤为显著的不健康后果是炎症的加重，我们应该记住，炎症就跟应激反应一样，是一个正常的过程。炎症是人体保护系统的一部分，能够抵挡损伤后的感染并促进肌体愈合，但是跟大多数的激活状态一样，炎症状态也不应该长期持续地存在。

能对整个身体状态产生影响的炎症被称为系统性炎症。日积月累，持续的炎症就会引发脑部疾病，包括痴呆、中风和抑郁症等，而平衡血糖和胰岛素（即允许细胞利用葡萄糖的激素）能大大有助于降低炎症。我们将在本章稍后的内容中为大家提供可以平衡这两种激素的方法。

肠脑关联：优化你的消化体统

炎症的另外一个诱因是食物过敏症状的恶化。我们在前文中已经阐述过食用谷物在多年以来的改变，而且你现在肯定也经常听到"谷蛋白不耐症（Gluten Intolerance）"这种过敏症状。撇开媒体炒作的因素，这已经成为一种常见的现代病理现象。

只有极少数人才会患上全面的腹腔疾病（自身免疫性疾病），大多数人产生的都是谷蛋白不耐症。梅奥诊所的研究发现表明，谷蛋白不耐症不是什么只存于人们想象中的一个疾病，它可能导致人体出现大多由炎症诱发的严重健康风险。研究得出的结论是，谷蛋白不耐症的高发率，很可能是由饮食习惯的改变（我们食用了更多的谷物食品）以及当今食用谷物变得过于精致所导致。

谷蛋白过敏的发展历程是这样的：人体免疫系统的责任就是保护

人体免受外来侵略者的伤害，其中包括食物中的蛋白质。起初，你的身体并不反感少量摄入谷蛋白，因为如果你不存在腹腔疾病，少量的谷蛋白摄入并不会造成真正的损害，因此你的身体会允许这些谷蛋白在不经过排斥的情况下通过你的消化道——尽管只是暂时性的。但是现代的饮食结构意味着人体会不断地摄入各种富含谷蛋白的谷物，直到人体的免疫系统终于受够了，并拒绝接受更多的谷蛋白，进而开始对其做出反应和采取行动。当你的肠道发生炎症，这就意味着你的免疫系统已经不能再容忍谷蛋白，这意味着你开始对谷蛋白过敏，这才是引起真正麻烦的起点。

随着时间的推移，这种肠道炎症会逐渐侵蚀肠壁的完整性，而这恰好是身体的防御系统最重要的组成部分之一。肠壁就像是人体内部专门设置的一层皮肤，它十分挑剔那些可以被允许进入人体的物质，并且只会选择需要的物质进行吸收，同时将其他的物质排出体外。大多数入口的食物只要能留在肠道内都不会产生问题，但一旦这些物质进入了血液，就会导致严重的健康问题。

肠道内膜的炎症恰好会导致物质流入血液这个问题，就是所谓的漏肠综合征。衰弱的肠道会允许谷蛋白和其他外来的蛋白质穿过肠壁屏障进入血液，这些物质立刻会触发免疫系统的反抗，愤怒的免疫系统决定采取反击行为，于是整个免疫系统都开始产生炎症反应。不幸的是，大脑特别容易受到这种系统性炎症反应的损害。

导致这种现象变得越来越普遍的一个原因是我们摄入的谷物过量。各类营养信息要求具备健康意识的人每天食用谷类，于是他们就听从建议，天天食用全麦或其他富含谷蛋白的谷物（例如玉米、黑麦、斯佩尔特小麦、卡姆小麦等）。而我们的祖先之所以没有这样的饮食习惯是因为他们不具备这样的条件，在那个时候，谷物并非一年四季都可以吃到的食物，因此祖先们不得不食用更多的时令食物，这反而让他们的免疫系统可以不用每天处理谷蛋白，偶尔可以喘口气，也因此让他们不会对谷蛋白产生过敏反应。因此，**对于现代人来说，解决谷蛋白过敏问题的一个简单办法就是不要如此频繁地摄入谷物。**

还有其他种类的食物也可能引起类似的过敏反应，最常见的食物过敏源包括乳制品、玉米、蛋类，以及茄科蔬菜（番茄、茄子和辣椒等）。

消化系统对大脑的影响作用还具有另外一个重要的，但直到最近才真正被人们意识到的方面，并且这个方面的重要性超乎想象——即肠道细菌的健康。越来越多的证据表明，存在于人类肠道中的各类细菌被统称为肠道微生物，而这些微生物会影响到大脑的功能、人体的健康以及人体的整体健康状态。

与益生菌对情绪和焦虑的潜在影响有关的研究具有十分广阔的前景。例如，当研究人员用来自表现出无所畏惧状态的小白鼠身上取来的肠道微生物，去替代那些呈现焦虑情绪的小白鼠肠道中的微生物时，后者的焦虑状态得到了缓解。在人类身上，成人血清素系统（起舒缓作用的大脑化学物质，同时也可以调节情绪）似乎受到了儿童时期微生物的健康状态的影响。

在不久的将来，就会出现含有特定益生菌的用于治疗一系列疾病的处方药。肠道细菌中的某些菌株已经被证实可以用来改善被强制与母鼠隔离的幼年小白鼠所呈现的抑郁行为，也可以用来减缓人类的应激反应程度，同时能够缓解焦虑情绪，据估计，这是通过一种被称为交感神经的高速神经通路来改善肠道与大脑之间的信息传递而实现的。

自出生时刻起，我们就与自己身体里的微生物以一种共生（相互帮助）的关系共处，而且我们自身的健康状态取决于这些微生物。研究已经发现，微生物能够改变人体的基因表达、免疫功能、体重以及新陈代谢。如果人体中的微生物在儿童时期处于健康状态，那么成年后人体出现免疫性疾病的概率就会降低，包括1型糖尿病、多发性硬化症、类风湿关节炎，甚至是阿尔茨海默症等疾病。

微生物的入侵也许可以解释为什么在过去的半个世纪里会爆发如此之多的自身免疫和炎症性疾病。这个健康领域的假设理论认为，我们人类过于痴迷病菌的副作用和消毒的必要性，再加上我们经常性地接触到抗生素和其他化学物品，这事实上大量地消灭了人体肠道中的微生物，导致人体反而更容易出现前述疾病。"人类肠道中的微生物群落是人体重要的组成部分。"杰恩·单斯卡博士（Jayne Danska）解释说。杰恩博士是这个领域的专业研究人员之一，他认为："人体中细菌细胞的数量远远超过人体细胞的数量，二者数量的比例差距超过了十比一，而且它们是人类生活不可或缺的伙伴。"我们就应该以这样的方式来对待身体中的细菌。

调节我们的基因

"食物就是信息。"综合营养师卡罗琳·丹顿（Carolyn Denton）博士和我们来自康复中心的同事都这么认为。换句话说，我们所吃食物的意义远不止为人体提供正常运作所必需的能量。食物中的营养成分即包括了宏量营养素（如蛋白质、碳水化合物和脂肪等），又包括了微量营养素（如维生素、矿物质和益生菌等），它们为每一个人体细胞提供了维持正常运作所必需的信息。

人体的DNA密码在怀孕初期就已经确定，并为人体细胞的运作提供了重要的蓝图，然而DNA并不会设定我们将发展成什么样的人或患上什么样的疾病。因为DNA仅仅提供了准则，并规定细胞应该具备什么功能，例如，细胞应该分泌什么化学酶来确保新陈代谢作用的运行。DNA提供了一份蓝图，然而人体中存在的各种基因是否会变成显性基因（也被称为基因表达），事实上取决于多种因素，其中最重要的因素应该是食物向细胞传达的信息。

这就意味着，你所吃的食物在决定你会患上什么样的疾病方面，扮演了重要的角色，同时也决定了疾病是否能够缓解，以及能不能在第一时间预防疾病的发生等问题。专门研究基因表达发展过程的学科被称为表观遗传学，而这个学科的研究也改变了我们对健康和疾病的理解和看法。科学家们已经发现越来越多的证据可以证明，我们在生活方式上的选择，例如我们日常活动的安排、我们承受的压力程度以及我们每天吃的食物，都将影响到基因在我们生命中的表达。

越来越多的证据表明，我们在自己饮食上的选择甚至可能影响到我们的子孙后代。例如，一项研究发现，如果小白鼠被喂食过度并导致代谢综合征问题的出现（如过度肥胖和胰岛素耐受性），那么这些小白鼠的后代也会出现类似的胰岛素耐受性趋势，即使这些后代并没有被喂食过度。类似的情况同样发生在人类身上，瑞典的研究人员研究了所有的作物产量历史记录，并同时关注了子孙后来的健康结果。研究人员发现，父亲一辈人在年轻时候（在青春期前）可获得的食物量与其儿辈可能出现心脏疾病的风险，以及孙辈可能出现糖尿病的风险，存在正相关可能性。科学家们认为这种现象的出现，是因为表观遗传变化可以遗传和顺延到子孙后代身上，尽管表观遗传变化并非DNA遗传密码的组成部分。

除了心脏疾病和糖尿病以外，我们已知的、可能会受到表观遗传学影响的，还有另外两种与衰老相关的疾病：癌症和痴呆症。很多类型的癌症，如结肠癌等，随着老龄化的加剧和肥胖症的普遍性而变得更加常见。一种被称为DNA甲基化作用（DNA methylation）的过程极为容易受到衰老和暴食的影响，而这个过程却决定了人体基因应处于开放或关闭状态。反过来说，饮食习惯也能够减缓甲基化过程并降低患上结肠癌的风险。例如，饮食中富含高维生素D和硒水平的人群患上结肠癌的风险较低。

来自西班牙的研究人员最近发现，记忆有关的疾病也同样会受到表观遗传的影响。研究人员发现，随着阿尔茨海默症病症的发展，特定基因会切换到关闭状态，该基因活力的丧失有可能是造成阿尔茨海默症的原因之一。

前述这些研究的发现为未来新药物的研究开辟了可能性，并且这些研究也使人们有理由相信，那些可能影响到这些基因开合状态的生活方式（例如饮食和减缓压力等）甚至现在已经有可能可以帮助预防阿尔茨海默症等疾病。事实上，一项长达35年的前瞻性研究已经显示，那些遵循健康生活方式的人群中，患上阿尔茨海默症的风险降低了60%（更值得一提的是，这些人群罹患心脏疾病的风险更是降低了高达65%）——健康的生活方式意味着经常性的锻炼、健康的饮食、正常的体重、适量的饮酒和不抽烟的习惯。

加州大学旧金山分校的迪恩·欧尼斯博士（Dean Ornish）及其同事开展的研究则提出了一个更为非凡的想法，即我们对于生活方式的选择甚至有可能逆转自然的衰老的过程！他们针对前列腺癌症风险较低的男性群体进行了长达五年的跟踪研究，并要求其中一部分受试者改变自己的生活方式（例如饮食、运动、压力管理和人际关系支持等），而另外一部分受试者则维持原有生活方式不变。改变了生活方式的人群在事实上延长了自己染色体的端粒（chromosome's telomeres：这是一种位于染色体末端并起到保护作用的DNA），延长的比例达到10%；对照组的人群则丧失了约3%的端粒长度，而这也是衰老导致的一个更典型变化之一。在欧洲进行的研究证实，水果和蔬菜对延长端粒长度具备有利影响，并且有助于延长寿命。

我们选择相信，这样的信息充满了希望和前景，我们也鼓励大家持有同样的态度。你的基因并不会决定你的命运，你可以通过不同的

STAYING
SHARP

生活选择对其进行更改。想到自己可以做一些事情来影响身体中基因的开放或关闭，是不是就会让你感到充满了力量与希望？你今日做出的饮食选择将能够决定你明天、明年，甚至是未来几十年的健康状态。鉴于我们有这么多的理由来吃得更健康，我们下面将探讨如何吃得更健康。

保持大脑年轻的饮食结构

在健康饮食方面存在诸多谬误，其中一个就是建议所有人都应该遵循同样的饮食结构，因为它相信这个特定的饮食习惯能够适用于每个人。但我们的看法正好相反，每个人都是不同的个体，因此适合这个人的饮食不一定适合另外一个人。一些传统的饮食习惯，例如印度韦达养生学（详见《快乐的化学》获取更多具体信息）这个来自印度文化的古老饮食体系就强调和推崇了饮食结构的差异性，但很多营养专家无法意识到这一点。

我们在本书中提供的并非具体的饮食结构本身，而是正确的饮食方法。很多的饮食建议之所以会失效，是因为它们基本都太难以遵守、剥夺了太多饮食的乐趣或太过死板，以至于我们大多数人最终会对这些严格的标准产生逆反心理，哪怕我们时刻强制自己要遵循这样的饮食规定。正如伏尔泰曾说过的那样："对完美的苛求成为有益行为的最大敌人。"

我们的建议是，**在一开始时，你可以先遵循一个51%的饮食原则：即选择让自己超过一半的饮食更健康，这个比例足以让你朝着更健康**

的方向发展。随着时间的推移，尝试将这一比例提高到70%或80%以上，永远也不要强迫自己100%遵守这些或任何饮食指导。每隔一段时间，就让自己放松一天，享用自己想吃的任何食物。

要不要吃营养补品

在我们开始探讨饮食建议之前，首先让我们来回顾一下自己的饮食是否足够充分，或是否应该在正常饮食的基础上添加营养补充品。

超过半数的美国成年人会每天服用维生素补充剂，但是很多医生认为这样的行为没有任何意义。刚刚发表在著名医学杂志上的一项研究似乎证实了医生们的怀疑，其研究人员带领着一群医生，在同一期的杂志上发表了一篇题为《好好吃饭就够了：不要再浪费金钱去补充不必要的维生素和矿物质》（*Enough Is Enough : Stop Wasting Money on Vitamin and Mineral Supplements*）的社论。

这项研究的受众主要为年龄在65岁以上的男医生，研究发现，那些每天服用维生素的研究对象所呈现的与年龄相关的认知衰退，与那些服用安慰剂药片的研究对象相同。但该研究的作者警告说，该项研究的参与者（全部都是医生）"有可能本身营养就十分充足，以至于营养补充剂的良好效果无法体现，"研究人员补充说道，"我们还需要在其他人群中进一步开展研究，例如那些营养不足的人群，以确定日常补充的多种维生素是否能产生切实的认知益处。"这项研究的抨击者同时也指出，这项研究中使用的维生素（善存银片）仅是最基本的低剂量维生素，本身就不具备对认知功能产生任何影响的能力。

同一项研究早期发表的结果则表明，每天摄入维生素能降低癌症和白内障的风险，而且有许多其他的研究表明，营养补充剂对记忆力有积极的作用。例如，维生素B12和叶酸已被证明能改善存在抑郁症状的老年男性群体的认知功能，B族维生素能够帮助存在早期认知衰退症状的老年受试者缓解脑萎缩现象。最近的一项研究发现，绿茶和蓝莓提取物中含有的一种抗氧化剂的补充成分、维生素D以及氨基酸都能改善老年人群体大脑处理信息的速度，而这仅仅是极小部分针对自然疗法能对大脑产生的积极效果的相关研究。

我们认为满足人体营养需求的最佳途径就是日常饮食，而下面图表中列举的饮食指南将为你提供一个良好的开端。但是，我们也同样相信营养品的有效作用，因为已经有大量的研究显示，当高质量的自然疗法能够在正常的情况下理智地开展时，将具备明显的好处。尽管营养品无法弥补不良饮食选择所造成的长期坏处，下页表格中所列举的营养品中有极少部分具备我们所认定的好处，并得到了科学研究的论证。我们在下表中也尽量提供了任何可操作的方法，以让大家明白如何通过自己日常的饮食获得足够的所列营养成分。

十项饮食建议

现在让我们来详细了解一下具体的操作指南：无论你是否在自己日常饮食的基础上添加了营养补充剂，下面提供的十项饮食指南将帮助你滋养和保护自己的大脑、缓解身体炎症、改善消化功能，甚至还能调节你的基因表达。

营养成分	重要性陈述	获取方法	食物源
复合B族维生素（或至少含有不低于500微克的维生素B12、20毫克的维生素B6以及800微克的叶酸成分的多种维生素剂）	B族维生素能降低同型半胱氨酸，这种有害化合物会导致炎症和阿尔茨海默症；B族维生素同时也能延缓早期阿尔茨海默式症的脑萎缩现象	每天早餐服用全天剂量的1/2，晚餐时服用全天剂量的1/2	全谷物、干制豆类、肉类、鱼类和乳制品、新鲜蔬菜
欧米伽-3脂肪酸；鱼油	能降低炎症风险并预防心脏疾病、抑郁症和记忆力丧失	每天服用2000毫克的欧米伽-3脂肪酸（或1000毫克的深海鱼油）	富含脂肪的鱼类：鲑鱼、沙丁鱼、鲱鱼；坚果：核桃、杏仁；植物籽类：亚麻籽、南瓜籽和麻类植物籽
维生素D3	对免疫系统、情绪、骨骼健康、癌症预防以及葡萄糖代谢都具有至关重要的作用	4～10月，每天0～2000国际单位；10～4月，每天2000～5000国际单位（能使血液中维生素D的含量高于40ng/ml）	鱼类、蛋类、增富食品（如牛奶、橙汁、谷类等）；或每周确保3～4天且每天不少于15分钟的阳光照射
镁	缺镁是常见现象，且与认知功能障碍有关。镁能改善记忆力和人体神经传递	对大脑有益的首选镁成分补充是：每天144毫克的L-苏糖酸镁（或每天250～750毫克的柠檬酸镁）	绿叶蔬菜和水果，乳制品，五谷杂粮，坚果和植物籽，豆类和豆科蔬菜

营养成分	重要性陈述	获取方法	食物源
益生菌	有助于恢复正常的肠道菌群；对免疫系统、情绪和新陈代谢都至关重要	300亿～600亿活性益生菌群，尽可能找到含有6～8个不同种类益生菌群的产品	酸奶、酸牛奶、酸菜、豆豉、豆酱、水豆豉、泡菜等
维生素E	减缓轻度或中度阿尔茨海默症患者病情恶化的速度	每天服用400～800国际单位并混合天然生育酚使用（如果已经确诊为阿尔茨海默症，则每日用量可最高不超过2000国际单位）	鳄梨、坚果、绿叶蔬菜、葵花籽、小麦胚芽
姜黄素	能降低炎症和胰岛素抵抗风险并缓解抑郁症状	每天400～600毫克，每日分2～3次服用（此标准约等于95%以上的姜黄素）	姜黄根粉末、芥末和咖喱中的黄色香料
磷脂酰丝氨酸	这种天然脂质（脂肪）既可以改善记忆力和注意力，又能调节情绪	每天200～400毫克	大豆卵磷脂、肉类或动物内脏
乙酰左卡尼汀和α硫辛酸（ALA）	一种有效的抗氧化剂，能提高能量水平和警觉性；还可以减缓认知衰退过程	每天500～1500毫克的乙酰左卡尼汀和150～600毫克的α硫辛酸	肉类中含有左旋肉碱，绿叶蔬菜中则含有少量的乙酰左卡尼汀和α硫辛酸（ALA）
银杏	银杏这种草本植物已经证明可以改善流向脑部的血液并减缓记忆力丧失	每天两次，总量为60毫克（此标准约等于24%的苷类或银杏内酯）	银杏茶

1. 尽可能多吃原生态食品

大自然母亲已经通过其鬼斧神工的能力，赋予了人体其生存和繁荣所必须的食物信息，这就是所谓的全食疗法。

· 在日常饮食中尽可能地多吃原生态食物（即没有以任何方式进行加工、精化或改变的食物）。

· 尽可能在杂货店周边购物，因为大多数的加工食品都位于超市最中心的货架上，更好的选择是去天然食品商店、农产品合作社或农贸市场购买食材。

· 仔细阅读所有带包装食品的成分标签。如果你无法判断该包装食品的原材料成分，那么就放回货架不要购买，因为这肯定不是纯天然的原生态食材。

2. 尽量保持饮食结构的多样化

尽管现代的杂货店提供了令人眼花缭乱的食材选择，我们的祖先所吃的食物种类仍远远比现代人更丰富和多样化。多样化的饮食选择能够确保你获得身体所需的所有营养成分，而且这么做也有助于让你的身体进行休整，因为不用再处理一成不变的食物，从而让你降低产生食物过敏的风险。

· 遵循自然饮食规律的变化并吃当季的食物，以及当地生产的食物。例如，在秋冬季节，要摄入更多的肉类和脂肪、南瓜等食材、汤类/炖菜以及能产生舒缓效果的食物（即富含高蛋白的滋补饮食）；到了春季，则应吃得清淡，大量摄入新鲜的绿叶蔬菜和芽菜等（这是一个具有清洁效果的低脂饮食），而在夏季则应享受大量的应季新鲜蔬菜和水果（这是一个能够产生降温避暑效果的高碳水化合物饮食结构）。

· 多吃混合谷物，可以回归传统饮食并食用在过去十分盛行的主食谷物，如荞麦、藜、生燕麦、大麦、黑麦、小米和黑米以及野生稻子。

· 避免每天都重复同样的饮食结构，尤其要戒掉小麦和乳制品。在普通食物之间进行轮换（最理想的方案是每隔3~4天重复一次），这既能让你享用美味的食物又能够避免摄入过度而造成的健康问题。

3. 强调植物为主的饮食习惯

来自全世界各地的所有健康饮食都有一个共同的特点：这些饮食都包括了大量的各种新鲜水果和蔬菜。

· 尽可能地实现每天摄入6~12份（甚至更大比例）的新鲜水果和蔬菜。这个摄入量听起来极大，事实上并不难实现。记得尽可能丰富饮食的色彩种类，如绿色、黄色、红色、橙色和紫色等。

· 在每一天的饮食中尽可能的包含一种绿叶菜（例如甘蓝、菠菜、春季野菜以及甜菜等）和至少一种十字花科蔬菜（如西兰花、菜花、甘蓝、卷心菜和白菜等）。

· 可享受美味的水果但需要控制摄入量，因为所有的水果都含有果糖，所以那些甜味很足的成熟水果（尤其是干果）可以瞬间导致身体血糖飙高，而新鲜的或冷冻浆果将是不错的选择。

4. 尽可能摄入更多健康的脂肪

我们一直以来接受的观念就是所有的脂肪都是有害的，但一些专家认为，我们的祖先从健康的脂肪中获取了超过三分之二的能量，而他们的炎性疾病也远远低于现代人。现代社会普遍存在的肥胖现象的一个诱因，被认为是用糖分和碳水化合物替换了原有饮食结构中健康的脂肪。人类大脑的细胞需要依赖于从膳食中获得的有益脂肪来调节人体的情绪和记忆，而且如果能够用健康的脂肪来替代饮食中的一些碳水化合物，我们大多数人都能够较好地保护自己的大脑。

· 强调欧米伽-3脂肪酸的摄入量：富含脂肪的鱼类（沙丁鱼、鲱鱼、鲑鱼）、坚果（核桃、杏仁、胡桃）和植物籽（亚麻籽、大麻籽和芡欧鼠尾草籽）。

· 尽可能地在沙拉和低温烹饪中使用橄榄油（牛油果）。对于高温烹饪，可以选择葡萄籽油或椰子油，并尽量限制欧米伽-6油类的摄入量（玉米油、大豆油、花生油、油菜籽油和红花油等）。

· 适当地摄入一些饱和脂肪也并非不可：最近的研究表明，饱和脂肪并不会导致心脏疾病，我们依然认为仍需谨慎地控制摄入量不要过度，尽可能地确保自己所食用的肉、蛋和奶制品都来自草养和有机（人道方式）培育的动物。

5. 重新审视蛋白质的利弊

富含高蛋白的食品在当下受到热烈的追捧（想想阿特金斯或古方减肥法的受欢迎程度），而食品制造商则迅速地对这种蛋白质热潮做出反应，将蛋白质添加到各种小吃和其他类型的加工食品中。但新的研究指出，在中年阶段（55岁至65岁年龄段）进行富含高蛋白质的饮食（意指饮食中来自蛋白质的热量比例超过20%的饮食）所造成的健康风险，将与吸烟危险等同，并导致癌症发病率和糖尿病发病率比进行低蛋白饮食的人群高出4倍。但研究结果表明，在过了65岁的人群中，蛋白质其实可以起到防治癌症的作用，因此研究人员建议65岁以上的人群摄入更多的蛋白质，因为它也可以预防体重下降和肌肉的损失。

· 除非每天身体锻炼的强度极大，否则大多数成年男人每天需要的蛋白质不超过80克，大多数成年女性每天所需的蛋白质则不超过60克。因此，营养学领域总结出来一个蛋白质摄入量的经验法则，即每日蛋白质的摄入分量应大概为自己手掌大小。对于男性而言，这个大小的蛋白质约等于20~30克，对于女性而言，这个大小的蛋白质约等于15~20克。

· 仅是每日饮食中的植物来源就可以让人体获得足够的蛋白质，如豆类、扁豆类、全谷类，甚至是绿色蔬菜都含有蛋白质。蛋类则是人体获得蛋白质的完美来源，并且还可以提供人体所有必需的氨基酸补充成分（为方便比较，我们简单列举几类常见食物的蛋白质含量：一块重量为4盎司的肉含有30克左右的蛋白质，一个鸡蛋含有6克，而一杯豆类含有15克以上的蛋白质）。

· 如果你出于健康因素的考虑倾向于低碳水化合物的饮食，那么可以通过添加健康的脂肪而不是补充蛋白质来替代碳水化合物产生热量。可以考虑对传统饮食秘方进行适当的调整和修改，例如饮食结构中约四分之一为蛋白质成分，四分之一为淀粉成分，一半为添加了健康脂肪的蔬菜类食品。

6. 减少糖分摄入

这是因为糖分只会给你的大脑带来坏处，更糟糕的是会导致腰围加粗等负面效果，因此减少糖分摄入可能是我们可以做出的最重要的饮食改变。但大量的研究也表明，对糖分的依赖很难克服，如果你是一个特别嗜好甜食的人，那么需要十分重视这个挑战。你不需要急于求成，但一定要记得采取切实的行动来解决这个问题。

· 首先可以通过减少或戒掉一些最显著的糖分来源：汽水、果汁和其他甜味饮料。

· 下一步对自己最喜欢的甜食采取行动，并尽可能地减少烘焙食品和其他甜点的摄入量。大多数人无须完全戒掉甜食，只需要确保每天甜点的摄入量不超过1盎司，然后慢慢地提高到每天只在数天中食用。到了最后，吃甜食可能会成为一个仅在特殊场合和时刻才能享用的美味。

· 最后，着手处理那些不太明显的糖分来源，例如包装类食品（超过80%的包装类食品都含有糖分）、调味品、经过加工的肉类、花生酱等。不要忘记，精制面粉制成的面包和面食在本质上含有同样多的糖分。此外，最好不要用人工甜味剂来代替糖，因为人工甜味剂对大脑功能的损害可能比糖分更糟糕。

7. 尽可能摄入更多的膳食纤维和益生菌

如果你的饮食习惯本身就很糟糕，那么仅靠膳食纤维不可能让你保持青春，但膳食纤维肯定对身体有好处。一个富含纤维成分的饮食能够促进消化和排泄，保持较轻的体重并减缓糖分的吸收，同时能清除人体中的毒素并有助于肠道中有益细菌的培育。但是大多数人都没有摄入足够的膳食纤维，或拥有充足的肠道益生菌。下面这些建议能够帮助你改善这一情况：

· 每天尽可能保证摄入至少50克的膳食纤维（因为大多数现代美国人的每日膳食纤维摄入量不到20克）。膳食纤维一般来自植物中未经消化的部分，因此按照上文的建议在饮食结构中添加更多的水果和蔬菜将有助于提高比例，尤其是当这些蔬菜和水果是新鲜和脆嫩的状态时。最好的纤维水果是草莓、苹果和猕猴桃，富含纤维的蔬菜则包括，豌豆、西兰花和卷心菜。

· 纤维的最佳食物来源是豆类和扁豆类，但如果你不喜欢豆类食品，那么可以循序渐进的在饮食中添加豆类成分（其中缘由你可能已经心中有数）。全谷类食物也是不错的选择，而且不要忘了坚果类和植物籽类（亚麻籽、艾欧鼠尾草籽和大麻籽）等也富含膳食纤维，很多人也同样受益于在饮食中添加生车前子原料。

· 尽量确保每天都摄入某种富含益生菌的食物，这些食物主要包括，酸奶、酸乳酒、酸菜等腌制酵蔬菜，以及其他种类的亚洲食品（包括味噌、泡菜和功夫茶等饮品）。要相信这些食物都富含饮食文化精髓，并牢记要尽可能地让饮食结构变得更多样化。你可以从农产品合作社中找到多种腌制蔬菜食品，或也可以采取自己腌制等更经济的方式。

8. 尽量减少身体的毒素含量

有毒化学物质通常会倾向于集聚脂肪，这使脑细胞特别容易受到损害。哪怕你在其他方面都做得十分完美，一旦让太多有毒物质进入身体，你所有的努力都会付诸东流。尽管完全避免接触有毒物质并不现实，但是无论你采取了什么措施，都将获得巨大的回报。

·如果经济能力可以承受，尽量购买有机食品。如果你无法负担全面有机的饮食选择，那么在购买那些最容易受到污染的食物时尽可能选择有机种类。《环境工作小组》已经列举了最容易受到污染的"十二金刚"（苹果、芹菜、西红柿、黄瓜、葡萄、辣椒、油桃、桃子、土豆、菠菜、草莓、青椒、甘蓝和西葫芦）。尽可能从农贸市场或社区扶持的农业合作社（CSA）里购买食材，因为在这些地方你可以找到新鲜、品质高且价格实惠的新鲜蔬菜。

·将鱼类的食用次数控制在每周1~2次。尽管欧米伽-3脂肪酸对人体特别有好处，但我们的水质污染过于严重。据环境保护基金会的研究表明，最安全的鱼类选择（同时也是环境友好型的选择）包括北极红点鲑鱼、鲭鱼、野生阿拉斯加三文鱼、虹鳟鱼和美国或加拿大长鳍金枪鱼等。

·适度地享用美酒。大量的研究表明，少量的酒精可以给大脑带来益处，甚至可能可以降低阿尔茨海默症的风险，红酒似乎能为心脏提供益处。不过，虽然适度摄入有益健康，但饮酒过量只能带来坏处。男性应控制每日饮酒量不超过2杯，女性不应超过1杯，饮酒量超过这个限度，将显著地导致认知能力衰退。

9. 给身体排毒

无论你多么小心，你依然会摄入一些有毒物质，因此给身体排毒应该成为日常个人卫生清理工作的一部分，而且这个工作可能比你想象的要更简单。

· 当人体的水分充足时，所有的功能都将运作得更好，因此确保每天尽可能多喝纯净水（我们并不推荐塑料瓶装水，因为塑料本身可能含有毒素），在饮用水中添加少许柠檬能产生更好的排毒效果。每日饮水目标是八杯十二盎司的水或以上，例如，起床时首先喝两杯水，早上时段再喝两杯，下午喝两杯，在吃饭时可以喝少量的水。晚间可适当减少饮水量，避免夜间跑厕所的次数。

· 减少富含咖啡因和含糖饮料的摄入，尽管这些饮品也含有水分，无论是咖啡因还是糖分都会产生脱水作用。相反的，可以多喝绿茶（因为绿茶中的咖啡因成分极少），或饮用解毒效果最佳的姜茶、蒲公英根茶、奶蓟茶或薄荷凉茶等中草药茶。

· 考虑定期或季节性的对身体进行排毒。尽管排毒这个概念范围极广，且复杂性各不相同，你无须制订太难的排毒方案也可以帮助身体排除毒素并改善消化功能。

10. 且吃且关注

这个概念的内容可能可以单开一章来阐述，因为对自己与食物之间的关联给予更多的关注能够获得的好处是巨大的。研究表明，放慢吃饭的步调能够帮助我们吃得更少，因为我们在吃的过程中能获得更多的饱腹感，从食物中获取更多的营养物质并有助于降低肥胖或糖尿病的风险。我们相信，如果你在饮食的过程中倾注更多的注意力，你就能够更好地了解自己身体真正需要的营养，哪些食物能够滋养身体而哪些则是有害的，以及自己什么时候已经吃饱了。下面只是我们为大家提供的一些简单的指导方针，但如果你有兴趣更深入地了解正念的艺术，可以关注下文内容。

·细嚼慢咽。道理和做法就是这么简单，真正用心地去咀嚼和品味口中的食物，然后再品尝更多。

·更关注饮食行为本身，从开始到结束的全过程：产生饥饿感到对食物产生欲望，到观察食物的色、香、味和食材，再到不断重复的咀嚼行为，然后吞咽，然后再重复这一流程吃下一口。

·注意自己什么时候会产生满足感，然后尽量让进食过程变得更加缓慢，当你感到自己吃得刚好产生饱腹感的时候，尝试停止进食，哪怕盘子里还剩有食物。

用心饮食

·抽出专门的时间，一个人进食，或者与同样试图训练用心进食的伙伴一起沉默地吃顿饭。

·在开始进食之前花点时间考虑一下自己想吃的东西，既然已经决定将大部分注意力放在食物上，你不妨选择更健康、卫生、可口的美食。

·食材的准备过程可以结合主观意识和能动性。

·坐下来，闭上眼睛，让心灵保持一段时间的平静。如你愿意，可以对上天赐予的食物表达感谢。

·调动人体所有的感官：首先用眼睛观察食物的外形，包括它们的形状、颜色以及分量，然后在入口前用鼻子嗅其香味。当食物送入口中时，先放于嘴前，先用嘴唇去感受食物的温度、材质，然后再送入口中。每一口都需要细细品味，注意每一口食物在口腔的不同区域能够产生什么样不同的味觉体验，你甚至可以倾听自己的身体在享受一顿美餐时发出的各种声音。

·在吃第一口食物之前，感受一下自己肚子传达出来的饥饿感、期待感，并体会自己的嘴在准备接收食物时发生的流口水或吞咽等变化。

·尤为注意第一口食物，注意自己是如何兴致勃勃地品尝它，自己的舌头和嘴巴是如何一瞬间满血复活的。

·每一口食物都要细嚼慢咽，控制自己迅速吞咽然后吃下一口的冲动，吃的过程中时不时地提醒自己要注意到之前是如何匆匆忙忙地吃饭并几乎没有注意到入口食物的教训。

·让每一口食物的享用都成为刻意控制的行为，一种可以不断回味和享受的行为。

·关注咀嚼这个机械的行为，注意到自己下颌和舌头的运动、自己的身体已经掌握的如何处理食物、如何咀嚼和将其运输到喉咙底部以方便吞咽的。抑制自己快速吞咽食物的冲动，确保每口食物都得到了充分的拒绝并完全享用了所有的味道，然后将注意力转移到吞咽行为上。

·保持这个方式吃完一顿饭，无论何时，只要注意力转移到其他地方，都要拉回到吃饭行为上。

· 分出一部分注意力来关注自己的肠胃状态，尤其是当自己开始产生满足感时，就好像自己已经吃饱了，尝试能不能在产生真正的饱腹感之前就停止进食。

· 尽量在每一餐或每餐的部分流程中进行这项训练，并在获得进步后尽可能将这个锻炼贯穿整个用餐过程。

第三部分

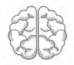

中庸之道

学习不停，乐观不止

我们可以体验到每一种快乐或痛苦，无论它是太多或太少。但是要在正确的时间，朝着正确的目标，对着正确的人，以正确的理由并采取正确的方式来体验每一种快乐或痛苦，就是最稳妥，也是最佳的人生旅程，这也是美德的标志。

——亚里士多德

在佛教中，中道指的是通过学会控制自己的思维、冲动和行为来减轻痛苦的道路，而亚里士多德从西方哲学传统的角度提出的"中庸"这个概念，也具备类似的想法。这个理念建议我们要尽力找到任何两个极端的思想和行为之间的平均点，因为每一个极端代表了一种人类的罪恶。无论是东方还是西方的哲学都已经认识到，在极端的情况下，以不受控制的形式表达出来的人性都可能是有害的，而一个平衡的、处于中庸位置的同一特性则有可能成为正面的美德。

本部分内的各个章节内容将详细地介绍心灵的中庸之道，这样一个中庸之道能够让我们发展必不可少的能力来为我们更充实地体验人生创造条件，也让我们的人生自身变得更充实。培育心灵维持人类本质特征的能力，如好奇心、灵活性和乐观思维等，有助于维持大脑的健康并确保心脏功能长盛不衰。这些话题成了连接有助于维持大脑功能和更高的身体实践之间的桥梁，而这些更好层次的实践让我们能够与社会中的其他人建立联系，也能够让我们开发自己最大的潜力并更真实地度过自己的人生。

所有前述的人类基本特征，没有任何一项可以自动或在真空环境下发展起来，所有这些基本特质都是相互关联的。好奇心能帮助我们更深入地参与世界的各项活动，开放性让我们能够调整并适应前进道路上出现的任何问题或情况，乐观心态能让我们无论面临什么艰难险阻都能保持希望、信心和坚持，这三个重要的特质能在衰老过程中帮助我们保持心理和情绪的健康。本部分接下来的三个章节内容将为大家提供培养这三种特质所需的信息和具体步骤，并帮助大家将自己的潜能发挥到淋漓尽致。

第 7 章

好奇心点燃学习力

---------------- 原则4 ----------------

我并没有什么特殊的天分，我只是对所有事物都保持了疯狂
的好奇。

——阿尔伯特·爱因斯坦

核心概念

·好奇心能刺激大脑深处的奖励机制。

·好奇心是一项全脑锻炼，即能整合左半脑的信息资源又能刺激
右半脑的模式归纳机制。

·好奇心能重启大脑，通过保持大脑已知信息和渴望了解更多的
欲念之间的平衡来保持大脑的活力和能量。

·找到在日常生活中表达自己好奇心方式的人，往往能够活得更
长久、更健康和更充实。

好奇总是会害死猫吗

首先我们来完成一个挑战，猜猜以下这些词汇与哪一种心理特征都相关：不安、分心、智力、容易畏怯、容易厌烦、大胆、饥饿、敢于冒险、调皮捣蛋、冒险精神、鲁莽、满足、冲动、知识的追求、容易上瘾、社交天分。

所有这些词汇描述都与一项人类特质相关，这个特质又与我们的心理状态密切相关，那就是好奇心。如果你在阅读前述词汇的过程中感到自己的脉搏跳动略有加快，并且感到一种一定要解开这个字谜的冲动，那么你在好奇心这个心理素质的评估表上可能等级很高，意味着你的好奇心很重。

好奇心往往涉及适度的不安感。例如，在尝试前面的字谜挑战时，人体大脑的某些部分可能将其视为不愉快的经历。但是这样一个挑战也可以成为强大的动力，驱使我们去追求答案，而当我们终于找到答案时，就能体验到更大的乐趣。然而好奇心也是瞬息万变的，在这一秒钟它可能引领我们去关注一个吸引眼球的时刻，但下一秒就导致我们冲动地将注意力转移到另外一个更加闪亮的事物上。如果不能结合持续关注的益处，那么好奇心可能成为分心或捣蛋行为，甚至是危险行为的源头。毕竟，"好奇害死猫"这句谚语是一句陈述句，猫咪确实被好奇心干掉了，不是吗？

好奇心往往与不满足或不幸福的体验有关。脑成像研究证实，好奇心的心理状态甚至可能与抑郁症的精神状态一致！但是同样的不满足感，在一个患有抑郁症的人身上可能导致行动力的完全丧失，却可能驱动一个充满好奇心的人去探索全新的世界。在好奇心体质的人群身上，大脑的右半球——非常善于判断全新的感知、感觉、思维和行为，能连接大脑的奖励中枢，并能将一次不愉快的经历转化为值得深深体验的积极经历。

这有可能就是促使一些历史上最著名的好奇者找到那些产生改变历史的重大发现的原因之一。例如，克里斯托弗·哥伦布就被认为患有抑郁症，但是鉴于他的大脑的奖励中枢如此活跃，以至于他的好奇心促使他跨越浩瀚的海洋，并发现了一个全新的世界版图。针对现代的冒险家和乐于承担风险的人进行的研究显示，这些人的大脑中都存在一个类似的情绪组合，即一定程度的不满情绪，再加上一个寻求更好现状的积极冲动。不满情绪、风险和回报——这些人类大脑独有的特性可以成为驱动好奇心的引擎，甚至有助于改善整个大脑和人体的健康状态。

好奇真的是双刃剑吗

你可能已经猜到好奇心背后的进化目的是什么，正如大多数的进化趋势那样，好奇心的进化在很大程度也是为了确保生存。最原始的生物对好奇心的需求并不大，当一种生物的整个世界就只是蔓延过触手的海流，例如挂在珊瑚礁上迷人的海葵那样，那么好奇心的存在没有什么必要。因为对于海葵来说，它只需要能够感测周围的海水中是否有食物，或正在涌来的海流中是否有会对它造成威胁的生物就足够了。但是随着生物进化到更为复杂和高级的形态，好奇心的进化变得十分重要。当生物不得不主动地去探索未知的物理世界时，或是不得不去打猎或采集食物时，动物们就需要更为精细和复杂的方式来感知和传达身边世界正在发生的事件，于是好奇心就成为生存的必备条件。

我们需要牢记的是，有的时候，好奇确实会杀死猫。过度的好奇心可能造成毁灭性的后果，正如动物王国里诸多生动的例子所证明的那样。例如一头幼儿时期的河马，出于好奇徘徊于一条远离自己母亲的河流，而无数的鳄鱼也正好生存于这条河流里。这头小河马过度的好奇心已经接近鲁莽，而居住在河流中的鳄鱼充分利用了这一点，并进行捕食。鳄鱼咬住小河马，拖入河中直到河马窒息而亡。正如老话说的那样，于是所谓的未来在一瞬间烟消云散。

还记得我们在前文第2章中描述的，靠近或逃跑的天人交战的困境吗？而这种紧张在人们决定是否遵循好奇心的驱动的过程中，发挥了极大的作用。一个极端的选择是那些不计一切代价避免任何风险的人群，而位于另一极端的则是极少数无畏分子，寻求刺激的过程能给他们带来无比的兴奋感。

针对那些乐于寻求刺激的人群所做的研究表明，这些人的大脑确实与普通人不同。在对蕴涵丰富情感的图像做出反应时，这些人群的大脑呈现出明显高于正常水平的活跃多巴胺，而多巴胺通常被称为快感化学物。大量的多巴胺会注入他们的脑岛这个大脑处理和整合身体情绪信号的区域，此外，这些人的前扣带脑皮层这个参与情绪的自我调节的区域也同时被抑制，这就好像汽车踩着油门在全速前进的时候，没有启用刹车！

然而在我们大多数人身上发生的事情却正好相反，因为我们大多数人都会倾向于避开此类的经历，并选择更为安全、熟悉和可以预测的行为。这项研究得出的结论是，那些更渴望高风险的、能提供更刺激经验的人拥有更强大的大脑方法体系，但与此同时，他们的大脑中又缺乏相应的恐惧信号——能够让大多数普通人停下来、转身并朝相反方向跑开的机制。这些人只会关注那些令人兴奋的、有趣的或具有吸引力的事物却缺乏相应的大脑机制来提醒他们，所有这些兴奋或刺激中也同样伴随着潜在的危险。

前述对生物进化史的简要回顾，让我们能够理解在人类中存在如此广泛的好奇心和寻求刺激的群体并非全无道理，因为对于一个原始部落而言，群体中有那么一些愿意探索已知世界以外空间的成员或许可以成为这个部落的一个巨大优势，这种特质让远古人类能够逐渐扩散到地球各个角落并在不同条件的栖息地中存活下来。尽管每个部落都希望能够出现这么几个敢于冒险的成员，但这样的人如果数量过大肯定不是什么好事！太多的好奇、面临危险时太少的制动力以及对于风险和回报之间关系的太少智慧，对于任何一个部落而言都不是好事！然而，大自然一如既往地在这两种极端之间找到了平衡。

生物在长达数百万年的进化史中，一直在致力寻找能够促进物种生存的探索活动，与威胁到生存的冒险行为这两者之间的平衡点。而探索的结果就是，现代人类在好奇心程度变化方面，呈现出一个钟形曲线。这样一个曲线意味着一些人的好奇心程度极低，一些人的好奇心程度极高，但大多数人的好奇心水平处于居中状态。每个独立个体的好奇心程度并不存在对错或好坏之分，但是随着年龄的增长，适当地培养更高水平的好奇心对我们有好处，而且我们也希望能够通过下文的展示，让大家能够稍微地调高自己的好奇心水平，以获得其带来的心理、生理和社交层面的好处。更美妙的是，你无须成为一个寻求刺激的人，也可以实现前述目标！

好奇心带来更多活力

"我从来没有过这样的感觉，就好像是我整个的人生完全封闭了。"在此之前，52岁的苏珊的生活一直很有规律，也十分平稳，按照她在孩子们还年幼时就建立的轨迹往前推进。现在孩子们都搬出去上大学了，丈夫也将大部分的时间和精力花在了工作上，苏珊就陷入了挣扎。苏珊不仅没能享受迟来了25年的自由探索的机会，反而感到自己的人生停滞了。跟那些完全没有积极培养自己天性中好奇因子的大多数人一样，苏珊在自己的好奇心终于有机会降临时，反而因为担忧失去熟悉的生活模式而感到心惊胆战。

好奇心是一种心态，能够驱使我们去超越自己已知的世界，并去追求和探索全新的、新颖的和未开发的经历。如果不能经常性地激活大脑中主管好奇心的区域，我们可能不知不觉地就陷入一成不变的、常规性的和可预测的生活模式，就好像苏珊那样。尽管这种熟悉且可预见的生活也并非坏事，但像一潭死水那样一成不变的日子，很容易就让人陷入停滞状态，而这种精神层面的僵局，可能导致你落后于自己的生活环境，并错过不断向前发展生活带来的种种历险。事实上，这可能是导致很多人在退休后的前几个月内，感觉生活过得尤为艰难的原因之一。尽管无须再承担过重的工作压力，但是过上一种缺乏挑战、刺激或新奇的生活，有的时候会让我们付出高昂的代价。

好奇心是多方面的，但其中最重要的是所谓的外部或内部好奇心。你的好奇心是由工作所带来的挑战等外部的事物所诱发的，还是你天性里就存在的因素，其活跃程度与外界事物完全无关？我们将重点探索能够帮助大家培养内部产生的好奇心的方法和策略，因为这种内部自发产生的好奇心与贯穿人类一生的积极的、健康的好处有着更密切的关系。

很多人会追求可预测性，因为在这样一个充满了不确定性的世界中，可预测性能给予我们对生活的控制感。当然，想要掌控自己的人生并不是一件错事，但是研究表明，只有不断地暴露到全新的、不可预测的、不确定的刺激中，才能够更快地促进大脑新细胞的生长。接触那些未知的事物，或我们以前从未面临过的情境，会迫使我们拿出新的战略和新的解决方案，并从而让我们的大脑变得更具适应性和灵活性。

有意识地通过前述方式来强化自己的适应性能带来诸多好处。具备较高程度好奇心的人往往具备以下特征：

· **更长的预期寿命。**

- 降低了的阿尔茨海默症发病率。

- 更加充实和充满目的驱动的生活。

- 在一生中建立新友谊的更强能力。

- 觉得自己的状态更加幸福和满足。

我们的目标是向大家展示，每个人都可以在自己的生活中培养类似的心理灵活性，且只需要通过几项简单的活动就可实现这一目标。虽然人生的经验与知识会随着年龄的增长自然而然的增加，好奇心却不是一项会随着时间的流逝而自动进化的技能。对好奇心的有效培养需要不断的实践、注意力的集中以及寻求不确定性的意愿，和实现人生最高价值这一未解之谜的追求。

尽管随着年龄的增长，人类的大脑仍会保留产生好奇心的强大能力，但是这种能力也需要不断地反复练习，因为好奇心就好像给大脑进行的全身运动。当你主动让自己接触全新的和意想不到的事物时，你的大脑就必须整合已知的信息（集中在大脑左半球的信息）并将其与刚刚获得的全新信息（集中在大脑右半球）进行融合。如果不断地用好奇心来驱动自己的头脑和思维，那么你的大脑将不断地扩大、优化并重构脑内的神经连接网络。总而言之，致力于成为一个终身学习者，是保持大脑年轻与活力的一个重要因素。

培养好奇心的秘密花园

研究人员发现，不同个体的好奇心在下列方面会呈现不同的特点。参照下列问题对自己的好奇心进行评估，分值为

184

1~5分，1分表示你几乎从未经历过问题中描述的好奇心经历，5分则表示你的好奇心完全符合所描述的信息，得分越高则表明好奇心越重：

·你所经历的好奇心十分强烈？

·你产生好奇心的次数十分频繁？

·每次产生好奇心的经历会持续很长时间？

·你在不同的场景下都广泛地或深入地产生过好奇的体验？

·你的好奇心可以十分深入？你的好奇心在你找到让自己产生好奇的答案之后仍会持续，并促使你去了解更多？

把每个问题的得分相加，看看自己的分数属于哪个范畴：好奇程度非常高（18~25分），好奇程度适中（10~17分），还是基本不存在好奇心且很容易满足于现状（得分低于9分）？当然，这不算是一个特别科学和严谨的衡量，但它可以让你大概意识到好奇心是否是你的天性中固有的内在特质。这个测试也可以帮助你决定是否要在自己内心的花园中播撒更多的好奇心种子，并随着自己年龄的增长花更多的时间和精力来培育好奇心。

这里我们需要善意地提醒大家：由好奇心驱动的学习行为不一定是通过书本或教室里的学习形式实现！一颗充满好奇的心会追求感官学习——换句话说，就是涉及人类五种感官的任何一种学习行为（嗅觉、味觉、触觉、视觉和听觉）。在开满鲜花的花园里或是海边散步，沉醉在各种花香混合而成的香味中，或是海岸边的异域风情里，去观看一场音乐会或是戏剧作品，去听一场前卫的喜剧表演，报名参加美术课或学习塑黏土，或者干脆换一条路开车去拜访朋友，在这个过程中享受完全不熟悉的视觉地标带来的新奇感——所有这些都可以成为出于好奇而开展的感官学习。尽管这些行为在某种意义上毫不费力，它们也能够全方面地锻炼我们的大脑。

开启大脑的好奇模式

当我们在培养自己的好奇心时，我们的大脑中会发生什么变化？关于好奇心与身体的饥饿感，以及我们从良性的幽默中获得的快乐，甚至是对美的欣赏之间的关系，已经有研究人员进行了一些有趣的研究。饥饿感、幽默与美这三者看起来就像是完全毫无关联的独立现象，但进行更深入的研究，我们或许会发现这三者之间的关联并非看起来的那么疏远。人类的大脑中有一个十分强大的奖励中枢，每当我们接触到一个新的情况，且这个新情况类似于过去曾让我们感到愉悦的情况时，奖励中枢将变得十分活跃。

身体的饥饿感对我们来说并不陌生。当我们的血糖水平下降时，人体血管中的传感神经就会向大脑传递一种信号，提示大脑我们需要进食，我们将这种信号称为饥饿感。这种感觉会同时激活大脑深处的区域以及内皮层内更高位置的大脑中枢，这些被激活的大脑区域共同产生了一种我们根本无法忽视的情感动机。这些感觉会变得越来越强烈和紧迫，直到它们最终迫使我们去寻找食物来满足我们的饥饿感。而当我们最终满足了饥饿感，我们也将获得极大的乐趣。

身体的饥饿感只是我们在大脑的驱动下去满足的诸多饥饿感之一，我们的大脑自身也会感到饥饿，但大脑寻求的食物是全新的和有趣的经历，以满足其好奇心。当我们享受一顿美味佳肴时，我们的愉悦中心将被激活。而当我们在面临不确定性的情况下能体验全新的、具有挑战性的和胜利的快感时，大脑的愉悦中心也同样会被激活。而一种包含了很多在好奇心驱动下获得的全新体验的生活方式，将能够充分满足大脑的渴望，让它也享受到愉悦。

而且，我们的大脑也会驱使我们去不断重复那些曾在过去让我们感到愉悦的行为。但令人惊奇的是，当我们感觉自己即将因为某种行为而得到奖赏，但最终证明我们的设想是错误的时候，大脑中的奖励中枢同样会变得活跃！因为对一个意想不到的结果产生惊讶，会牢牢地抓住大脑的注意力，且速度会比设想正确并获得预期结果的情况更快。

当我们的大脑在猝不及防的情况下，因为未被设想到的事情的实现而感到惊讶时，出乎意料之外的事实会迅速抓住我们的注意力。毕竟，没有人会喜欢自己的预想落空！大脑的注意力和记忆中心因此变得活跃，竭力想要弄清楚怎样才能真正得到我们所承诺的奖赏。实际上，大脑会表达出一种学习的渴望，尤其是当大脑对结果进行预测的能力遭到戏弄时，尤其是当你的猜测"差一点儿就对了"的时候。当一个问题终于揭开其神秘的面纱，并揭晓正确的解决方案时，就犹如喜剧在抖了半天包袱后最终揭示笑点那样，这样的体验往往会让人感到十分愉快。

快乐和学习新东西之间的关系十分重要，这能帮助我们理解好奇心在我们一生中扮演的重要角色，以及它为何甚至可以帮助我们在人生的后半程重拾活力。我们所有的探讨中都隐藏着一个重要的信息，即好奇心总是面向未来的。好奇心总是会让我们期待去经历一些从未体验过的事情，我们甚至会好奇过去发生过的事情是否会再次发生，或者我们可能被一些事情吸引注意力，只是因为它是全新的，并且我们想要知道接下来会发生什么。好奇心理最重要的价值就在于：因为我们无法完全理解或预测接下来的事情将如何发生，我们就需要一些特质来帮助我们处理所有这些不确定性。

在一个美丽的世界里保持一颗好奇的心

较高程度的好奇心同样也能强化我们注意和欣赏美的能力，但是当我们探讨的主题是如何保持大脑年轻的时候，为什么我们要关注欣赏美的能力？这是因为事实已经证明，对美的体验能够带来生物学优势，而且在生活中认识和培养美感，事实上可以在衰老的过程中给我们带来益处。

如果你想要拥有一个充满活力又健康的大脑，尽可能多地体验被我们称为美丽的事物只会有百利而无一害。美丽的东西能够以强有力的方式激活我们的注意力中心，并且鼓励我们在很长一段时间内对美好的事物保持关注。尽管美丽的事物对我们的吸引可能只是一瞬间的事情，但事实上我们可能发现自己很难将注意力转移开去。当我们凝视（或倾听，或专注于美好事物的香味）时，我们的大脑将处于高度激活状态，并能高速处理我们捕捉到的各种信息。事实上，所谓美丽的事物往往是一些看似很熟悉却存在新鲜因素的事物，不过我们往往仍愿意将美丽的事物认定为是"宛若人生初见"。当我们感知到美时，大脑奖励中枢分泌的多巴胺让我们能够持续地关注、沉迷和享受这种美好。

事实上，对美的欣赏行为同样会激活大脑的回路，且激活的区域与我们在高度好奇状态下的区域相同。实际上，对美的欣赏可能与好奇心之间存在生物或化学层面的关联。从这个角度来看，玩耍的实践和对美的体验能够锻炼大脑中至关重要的回路，且这些回路涉及了保持注意力、专注于解决问题等相关能力，让我们能够在人生的后半程仍能够充满活力，并享受这个充满了奇迹的世界。

外科医生伦纳德·史莱因（Leonard Shlain）在自己好奇心的驱使之下，探索了艺术世界和物理学世界之间的关联。这个世界上究竟有没有两个同床异梦的人？事实上，史莱因的研究为这样一种观点提供了支持论据，即我们从艺术和科学领域所欣赏到的美都能够激发我们的好奇心，并使我们的大脑充满活力。史莱因表示："革命性的艺术和富有远见的物理学都探索了现实的本质。"在一个充满好奇心的艺术家手中，艺术看起来已经超越了传统的形式并窥探了未来可能的状态，哪怕我们尚未抵达所谓的未来，这或许就是为什么前沿的艺术形式往往会导致观众产生紧张感。换句话说，美感本身其实也是好奇心的一种形式，同样会驱使我们去提出问题，去探索陌生的领域，并去审视那些未知或未解的事物。这样一来，美感，就像前文的饥饿感一样，是面向未来的，并且可以成为一个重要的动力，驱使人们更深入地参与到创造未来的过程中去。

除了美感与好奇心之间的关联之外，还有另外一种与衰老关系尤为密切的层面，尽管这个层面经常被忽视。我们所有人都能够感受到时光的流逝，并知道自己的人生已经所剩无几。我们都听说过这样一个说法，即"我们应适时地停下脚步，细嗅路边的玫瑰，享受生活的简单乐趣"，但是随着年龄的增长，在我们看来，时光仿佛逝去得更快了，我们可能真心地感叹："所有的时间都去哪儿了？"正如作曲家埃克托·柏辽兹（Hector Berlioz：法国音乐家）所写的那样："时间是一个伟大的老师，但遗憾的是，它最终会杀死自己所有的学生。"

我们误以为时间加速地流淌，是因为我们积累了太多的生活经验。我们每一天经历的事情看起来越来越像是对昨天事情的重复，这就意味着我们无须花费太多的精力来理解这些事情。但是当我们已经习惯了从同样的角度来感知自己的生活时，我们实际的生活体验已经游离在我们有意识的注意力之外，我们此刻正在体会的某种具体经历，事实上已经沦为过往体验的重复和重叠。它不再作为一个独立的、独特的经历而存在，也不再标志着某个特定的地点或时间。

好奇心能够帮助我们扭转这一趋势，让时间的流逝不再沦为对过去经历一成不变的重复。好奇心能够在某种程度上让我们保持新鲜感，因为它总是可以为重复的体验加入全新和充满活力的因素。小孩子可以日复一日的跟玩伴玩同一个游戏，这是因为对于孩子来说，每一天的游戏都是全新的，因为游戏的规则和游戏的体验每天都在变化。美感同样是可以改变游戏规则的事物，因为美总是能以完全不同的方式向我们展示自己以前可能见过的东西，美丽的事物能让我们感受到活力、生命力和焕然一新的感觉。哪个人不想要经常性地体会到这些感受呢？尤其是在我们逐渐老去的时刻。

对于未来永远充满好奇

"'奇怪啊奇怪，'爱丽丝喊道……'哦，我的可怜的小脚哟！谁再给你们穿鞋和系鞋带呢？'在仙境中，没有任何一样事物是以它应该有的状态存在。爱丽丝发现自己的身体不停地长高并且变得越来越高，导致自己的手已经够不到自己的脚掌。"爱丽丝的话语，正如其书名（《爱丽丝梦游仙境》）所暗示的那样，突出了好奇心与我们生活中那些尚未完全显露出来的方方面面之间的关系。尽管爱丽丝知道自己正在面临一个非常奇怪的困境，但是她的想法已经完全转向了在自己当前身处的不确定情况下应该搞清楚自己可以做些什么。

这种对于未来的思维方式正是人类大脑天生擅长的核心能力之一。我们已经知道，智力的最大用处不在于我们掌握了什么知识，即我们掌握了多少事实和数据，而在于我们如何能够基于现有的信息，来有效地预测未来即将发生的事情。当我们掌握了关于某样新事物足够多的信息，并能够持续地保持注意力和关注时，好奇心为我们提供了动机驱动力，让我们能够去探索身边的环境（或我们自己的内心），然后确定自己的判断是否正确。研究表明，当我们对某样事物十分熟悉或能进行部分识别时，大脑中涉及集中注意力和全新学习经验编码的区域将变得更加活跃，与此同时这些学习关注的对象也将催生一种好奇感。这或许就是智慧和好奇心之间存在很强相关性的原因：一颗聪明的头脑往往是充满了好奇心理的头脑，且一颗充满好奇心的头脑能够收集更多的全新体验，并反过来丰富我们已经积累下来的知识和智慧信息库。

当我们的客户来找我们求助时，往往是因为他们生活中的某些特定问题已经变得十分常规化和一成不变，且往往不假思索地便会发生，这使得他们通过新方法来解决老问题的概率变得相当的低。我们提供的一个治疗方法就是吸引和激发客户的好奇心，让他们去发现解决问题的新方案。对于这些人来说，在自己的身上挖掘全新的资源，或找到一个全新的方案来解决长久以来一成不变的老问题，都是非常有益的体验。

好奇心能平衡风险与回报

我们在前文中已经探讨过好奇心与回报之间的相关性。获得奖励往往是愉快的，当我们期待自己即将获得的奖励时，我们的大脑中将充斥着多巴胺，这促使我们更加努力地去尝试、花更长的时间来探索、对目标保持专注，并致力于竭尽全力地确保自己能够获得奖赏。一旦我们最终获得奖赏，五羟色胺（大脑的快乐中枢分泌的化学物质，作用等同于多巴胺）将会充满我们的大脑，这让我们能从正在体验的经历中获得充实感和满足感。

血清素是提供安全感和饱腹感的化学分子，它让我们能够感到满足和平静。正如我们在前文中所陈述的那样，饱腹感不仅仅局限于满足对食物需求产生的饥饿感。好奇心驱使我们满足自身精神和情感层面的诸多饥饿感，并获得我们最主要的奖励——不管它持续多久，这是一种由化学物质诱导的满足、放松和舒适的大脑状态。在血清素的镇静作用下，我们可以暂时忘掉烦忧，享受几分钟的愉悦与满足。

不幸的是，大脑为了应对未来而进化出的这种功能，事实上可能导致我们陷入各种各样的麻烦，任何形式的病态赌徒都可以用自身的故事论证这一点。无法控制的赌博行为就是失控的好奇心导致的后果。一个赌博成瘾的人可能在理性上知道自己获胜的概率很小，但是由于赌徒大脑中的行动电路被过度刺激，加上抑制电路的刺激不足，二者结合导致赌徒的理性思维被冲动征服。这种冲动可能导致思维和情感的扭曲，使赌徒无法意识到赌博的风险已经超越了他（她）所能承受的范围，小赌怡情的界限已经被跨越并变成了赌博成瘾。当运用大脑中的行为控制机制的希望逐渐消失的时候，痴迷的赌徒盲目地预测了赌赢的可能性——或在他们看来赌赢的必然性，直到酿成大错。赌徒们可能越输越多，但是赌博过程中的任何一次胜利都会巩固赌徒们在下一轮的牌局或轮盘赌注中下更大赌资的信念。当赌徒们彻底赔光的时刻到来，且大多情况下只有这一个后果，震惊、悔恨、羞耻和绝望的情绪就会爆发。但是对于病态的赌徒来说，这些负面情绪会很快消失，取而代之的是对下一次赢得更多的可能性的兴奋与期待。

好奇心程度处于正常状态的人很容易就可以预见这些灾难性的后果，因此可以控制自己只在赌场里小玩一段时间，并在严重的问题出现之前就收手。对于这些人来说，偶尔的小赌可以怡情，是一种愉悦的消遣，而非一种成瘾和自我毁灭的恶习。他们的快乐中枢依然能够让他们尝试某些事物（这是行动机制正在发挥作用），但同时也会激活他们大脑中的回避机制，并且他们可以依据当前情况与过去经历的回忆的比较结果来做出更好的判断。

好奇心，就像大脑中所有其他能力那样，有利有弊。我们需要不断地练习把握好奇心的度，在不断地拓展我们好奇心的同时锻炼我们的判断力和智慧。在衰老的过程中，没有了好奇心，我们的大脑将陷入一成不变的模式，并导致回避机制成为主导。其后果就是生活缺乏任何新鲜的事物，不再发展，并且无法获得大脑增强的收益，因为大脑不再经常性地受到挑战，不再不断地调整和适应这个不断变化的世界。

也要保持适度的无聊

我们已经从前文的例子中了解到，没有了谨慎的平衡，好奇心可能导致十分危险的后果。此外，好奇心也需要通过保留对无趣的一定程度的容忍来维持平衡。随着年龄的增长，我们似乎自然而然地就从年轻时充满好奇心的状态进入令人倍感无趣的平淡模式。暂时性的无聊状态与作为抑郁症密切相关的特质的慢性无聊症状，已经通过各项研究得到了区分。没有人能够忍受无时无刻的迟钝或无聊，但是过渡性的无聊是对失控的好奇心的重要制约因素。培养对千篇一律模式的容忍性，以及休整心理、生理和情感的能力，能够保护我们免遭对全新的或具有吸引力事物不懈的追求所害。

随着我们的头脑不断地从全新的体验中提取信息，最终到了某个阶段，我们将能把所有最有用的点滴信息都提取出来，到了这个时候，一种情感层面的满足感将会出现。而在这个时刻，可能就会出现短暂的无聊感。对于无聊的感觉，我们通常会有两种反应。我们可以离开新鲜体验饕餮的餐桌，无论新的信息看起来多么诱人，我们都拒绝再接收任何新的信息，因为我们想要消化一下自己刚刚吸收的信息。这个消化我们刚刚吸收的信息的过程对于信息的编码和整合过程至关重要，这个处理过程让我们的经历以有用的方式保存下来，以备未来的不时之需。

另外一种反应则是转移我们的注意力。短暂的无聊告诉我们，当前的情况似乎无法获取更多有价值的信息，因此最好立刻转移到更有趣的地方去。无论是哪种反应方式，短暂性的无聊要么提示我们应该将好奇心内化，以吸收刚刚得到的信息；或促使好奇心外化，顺应积极的意愿驱动，去探索新的环境和寻求新的体验。适度的无聊也能够产生益处！让我们学会容忍无聊，甚至学会拥抱它！

年龄越大越需要好奇心

如何才能够掌握好奇心的所有秘诀？都有哪些基本的步骤？基于我们在本章中阐述的相关内容，你可能已经猜到了基本的要求和信息。你的猜测可能是正确的，也有可能完全错误，至于你的猜想到底正确与否，请你继续往下阅读来找到答案，因为我们在下文将带着大家去发现自己的心灵预测能力当前是如何运作的。

请记住，我们希望好奇心可以成为你的头脑能够每天带给你所生活世界的礼物，而不只是一个对新事物的短暂反应。我们的目标是让好奇心成为你习惯性的人生观，成为你的世界观一个自然的特征。为了实现这些目标，我们需要反复的实践和练习。你可以从有意识的计划那些确定会包含不确定性和惊喜的活动开始，你可以将好奇心看成能够引领你远离舒适区，经历暂时的不便，并最终实现快乐能力的强化的途径。下文是如何利用好奇心来走出自己当前的舒适区并进行全新尝试的建议。

放慢生活的步调

你们有多少人曾这么说过：在即将到来的假期里，我打算什么都不做，"无所事事地"度过这个假期？这有可能是你与生俱来的智慧在告诉你，你迫切地需要停下忙碌的节奏，否则将出现过劳的风险。

如果我们每天的行程安排和生活节奏都特别紧张，并且这种状态持续了很长时间，那么我们就面临着过劳的风险。过劳的症状包括：

身体疲惫、丧失动力、失去目的或意义、对他人愤世嫉俗或负面的态度越来越严重，以及无论做什么都无法感到满意或高兴。当我们处于过劳的状态时，就很难产生好奇心，因为这意味着我们需要寻求更多的刺激。而休假的目的就是要清除这些心理/感官层面的负担，让你能够有能力再次体验全新的经历。当然，每年或每两年休息大约一周的假期是远远不够的，人们根本没有足够的时间来完全恢复他们保持健康好奇心的能力。

人生的后半程要求我们向自己提出问题来致力于防止自己过劳，这些问题包括：我人生真正的目的是什么？对于我来说什么最有意义？为了让自己的生命更充实和快乐，我需要做些什么？要回答这些问题，我们需要放慢生活的步调，让自己可以吸收新的东西并从过往经历中学到经验教训。反思一下自己的生活步调，你是否已经预留时间来跟上这个节奏？

找到完美的生活节奏

可以考虑每周都参加一些可以让自己保持这种劳逸结合生活节奏的各类活动：

- 每天晚饭后散步。

- 开始写日记来记录每天的想法。

- 记录自己夜间的梦，渐渐地你内心更深层次的想法将会浮出水面。

- 培养冥想的锻炼。

· 参加瑜伽班。

· 参加舞蹈课程。

所有这些都是慢节奏、需要耐心且大多是温和的运动，并且需要你不断地重复，这种重复的过程为心理的创造性产生了空间。不得不提的是，每天晚上在电视机前坐上几个小时绝对不是值得推荐的活动，因为研究已经证明，看电视会过度刺激大脑，导致睡眠问题并最终导致更难形成健康的生活节奏！

猎 奇

要求自己经常性地追求一些可能迫使自己离开熟悉的安乐窝的活动，寻求惊喜，做一些意想不到或临时起意的事情，你将发现你的舒适区反而会不断地扩大。做一些你以前从未经历过的事情，要记住，我们尝试的目标并非找到一些自己将来会中意的事情，而是通过尝试这些你之前甚至从未考虑过自己会做的事情来刺激你的感官。

拓展自己猎奇的技能

考虑培养一下自己拓展舒适区的能力。通过参与那些稍微超出当前技能水平的活动，能够让你逐渐看到自己能力的成长。无论处于人生何种阶段，大脑都不会失去其对发展的需求，而提供精神和身体层面的挑战是满足大脑对持续发展的饥饿感的最重要途径之一。激情与好奇心是应对焦虑、担忧和恐惧等负面情绪的有效方法，好奇心能拓展你生活的界限，相反的，焦虑和恐惧情绪则会导致心理、生理和情感层面的压迫和约束。

下面是一个简单的锻炼，通过这个发展好奇心的活动，你可以很容易就培养自己保持好奇心的能力。阅读自己所在社区的报纸，因为上面发布了即将举行的各类活动的信息——免费的演出、艺术展览、电影或舞台剧的首映、餐厅开业或者其他刚刚出现的新活动。给自己制订计划，要求自己在接下来的三个月内，每个月至少参与两场新活动。每次参加完新活动之后，对自己进行后续的评估，向自己提出下列问题，并将自己的答案都记录下来，所有这些努力将能够让你的好奇心能力得到极大的开拓并从而享受一个更加丰富多彩的生活。问题列表如下：

- 刚刚参加的这个活动在哪些方面与我过去曾经从事的活动相似？
- 这个活动的哪些方面让我接触到了新东西？
- 我学到了哪些自己从未想到过的新东西？
- 通过这个活动我发现了自己身上哪些从未被发掘过的特质？
- 如何才能将这次学到的东西应用到生活的其他方面？

学会享受独立处事的快乐

在自己可以从事的那些活动，与其他可以跟朋友一起享受的有趣活动之间，找到一个平衡点，独自处理事情能够改善你与自我的关系。每个人都是令人惊讶的复杂体，并且关于自身，你尚有无数隐藏的信息等待挖掘——这就是好奇心转向内心自我的一个绝佳例证。当你能够更好地了解自我并更能接受真实的自我，你就能够在与他人互动时给自己带来更大的满足感，这将帮助我们与他人建立更加深刻和更有意义的关系。如果你已经到了一定的年纪并且经济能力尚可，那么可以考虑报名参加我们的老年人公寓项目，可以自己一个人参与，也可以带上配偶/伴侣。

进行规律性的游戏

关于游戏的重要性，我们将在本书第11章提供更多详细的信息，我们在这里简单地先总结一下我们得出的结论，那就是：很难再找到一个比自由的、纯粹的游戏更有效的建设好奇心的方法。一个真正有趣的游戏的最重要特点之一就是它是开放式的，并且没有任何游戏规则来约束。事实上，观察游戏中的孩子就是去观察他们的游戏"规则"是如何不断变化的，因为每当他们开始对游戏感到无聊或失去兴趣时，孩子们就会改变游戏的规则。他们不断地提出全新的游戏规则，不断地优化游戏的体验让自己持续保持注意力集中，这对于正处于发育中的儿童的大脑极有好处。而研究已经表明，同样的规则适用于那些随着年龄增长而不断变化的成年人的大脑。

你都从事哪些消遣活动？你上次纯粹地享受游戏乐趣是什么时候？什么人或者什么事能够让你笑得最开怀？回答这些问题，然后致力于找到那些能够为你的生活增添快乐的游戏或消遣。

关于好奇心的结语

给本章内容下一个结论，这个行为本身就极具讽刺性，因为结论往往意味着某样东西的终结，而正如我们在前文所阐述的那样，好奇心更多的是要求我们不断地探索并发现新的开端。所以本章结论的最重要目的就是回顾（本质上就是重新审视或再度衡量），希望通过我们对于前文的回溯，能够让大家更有勇气向前看并期待即将发生的未知事件。

我们在前文中将好奇心描述为人类内心不安状态的一种副产物。对于一些人来说，这种不安分的状态能够变成动力，驱使他们去追求新的机遇和新的挑战。这是一种强大的创造性力量，可能是人类健康的一个福音，能够有助于保持大脑至关重要的活力，因为通过好奇与探索，我们的大脑将不断地沐浴在全新的体验中。

而对于其他人来说，好奇心可能意味着一种永远也无法满足的需求，并且与抑郁症有共同之处。它可能成为无法安宁的心神和一个混乱的生活的一种心理特征，因此我们希望可以在有益健康的求索与不断地分心、鲁莽或理想的幻灭之间找到一个平衡点。

显然，我们的重点在于，学会如何驾驭一颗好奇的心并充分发挥其创造的潜力。要做到这一点，我们需要正视自己内心的不安，并将其引导到新的方向上，然后你就可以在自己不断变化的生活中，开始创造一条全新的好奇之路。正如诗人罗伯特·弗罗斯特（Robert Frost）在《未选择的路》（*The Road Not Taken*）一诗中曾经写过的那样：

> 茂密林间，方向由我选出。
>
> 向往孤旅，人烟稀少为主，
>
> 回首往事，选择决定归宿！

第 8 章

开放心激活适应力

---------- 原则5 ----------

人们总是试图告诉你，所有伟大的机会早已被一抢而空，但在现实中，这个世界每时每刻都在变化，并且全方位地创造着全新的机遇，这其中就有为你为准备的机遇。

——肯·哈谷达，美国著名电视节目主持人

核心概念

·在衰老的过程中不断地强化我们精神和身体的灵活性，尽管看起来似乎有悖于大自然的初衷，但我们很多人无法做到这一点，更多是由于对衰老的恐惧，而非命中注定。

·学会更灵活地应对变化能够为我们提供诸多益处，让我们的生活变得更愉快、更有收获也更充实。

·对思考本身进行思考，或所谓的后设认知（metacognition），是一项基于大脑的能力，这种能力让我们能够在衰老的过程中增强心理的弹性和灵活性。

· 对应对灵活性的培养需要学习一系列的管理技能，这些技能可以在增强抗压性的同时减少恐惧感。

"我的人生基本上结束了。"对于已经处于人生后半程的人来说，这种对未来持有的悲观预期太过寻常。很多人对于自己的整个人生并不满足或满意，他们总是因为那些错过的良机而感到遗憾，并对那些本可以发生的事情充满了幻想。

随着年龄的增长，我们需要重新审视、重新评估、重新激励和重新塑造我们接下来要展开的生活。我们有机会重新做出有意识的选择，而这将影响到我们接下来的实际生活。到了特定的时期，我们每个人都能得到命运的邀请，来重新丰富我们的生活质量。极少有人能够无视这种内心的呼唤，于是在它的驱动下，我们愿意做出改变来丰富自己人生的挑战。最终，这种内心的呐喊变成了一个询问自我的机会："我是否已经将自己的状态调整到最好，并且可以为我身边的人提供最佳的自我？"尽管不能体验到类似呼吁的人只是极少数，但并非所有人都会选择投入时间和精力，来探索如何响应这种内心的声音。是什么让我们对这种呼吁做出回应变得如此困难重重？

· 对跨越我们早已习惯的舒适区充满了恐惧——这种感觉就像是"都是恐惧，已知的恐惧总好过未知的恐惧"。

· 回避那些看起来令人畏惧的挑战。创造一条全新的生活道路是艰难的，哪怕我们当前的生活道路早已过时、耗尽了我们的情感，并且无法在精神层面让我们感到满足，我们也倾向于逃避。

·随着年龄的增长，我们做出改变，并借此开辟新的可能性，以获得一个更加快乐、充实和令人满足的生活的自然的能力，将自然而然地衰退，除非我们有意识地做出改变的决定。

调整好自己的心态

在第2章中，我们已经驳斥了这样一个论断：随着年龄增长，我们将无可避免地出现身心灵活性的衰退的论断。随着年龄的增长，我们确实会变得行动迟缓，且对特定新信息的处理变得缓慢。但是我们真的会变得缺乏灵活性吗？不见得如此。因为年龄更大的大脑，有时候能够比年轻的大脑更加灵活地处理信息，生平经历的积累必定自有其好处。积累而来的生活经验，能够提供大量的变化和不同的解决方案，并可以共同增加灵活应对的可能性，因此，年长的大脑可以变成更有效的大脑。神经心理学的研究结果一致表明，思维的敏捷性的保持，在很大程度上是态度、实践和生活经验的一种功能，而非时间流逝必将导致的不可避免的结果。

这促使我们对早熟认知界定（PCCs）的重要影响的探究。人类大脑的目的就是学习，并将学习转换成反应模式，然后将这种模式迅速地变成自动的、无意识的习惯。尽管我们很少意识到这一点，但我们对日常世界的认知，实际上反应的是我们后天形成的偏见，并且这些后天形成的偏见（早熟认知界定）极大地影响着我们的思维、话语和行为。

当我们接触到那些未经周到考虑和批判性评价的信息时，会不知不觉地吸收和接受这些信息，广告商就充分利用了我们这种放松的状态，并在不知不觉中对我们产生影响。这就是为什么我们有时候忽然感觉到自己想要某样东西，哪怕我们从未意识到自己可能需要它！早熟认知界定的角色，就好像是人体被病毒感染时病毒细胞的角色，在这个过程中，我们尚未察觉到的病毒感染了一个人体细胞，并指示它去产生更多新的病毒。同样的，我们头脑中的信仰系统会被早熟认知界定所征用，并顺从于早熟认知界定产生的世界观，而无视我们对正在发生事件的主观认知。例如，我们对与老龄化有关的偏执的或错误的文化观念进行了广泛的调查，所有这些与衰老相关的未经验证的偏见，实际上反映了早熟认知界定对我们生命期待值的影响，其影响程度如此严重，以至于我们日常的运作已经被切实地改变，以确保与这些错误的认识保持一致！下面是错误观念的一些常见案例。

· 变老就意味着变得越来越衰弱，病情会不断加重，直到孤零零地死去。

· 变老就意味着成为身边人越来越讨厌的沉重负担。

· 变老就意味着一定会患上阿尔茨海默症并最终忘记所有的亲人。

· 变老就意味着变得无足轻重和毫无用处。

所有这些都是与衰老有关的错误早熟认知界定，这些我们没有意识到的根深蒂固的错误观念，严重地威胁了我们在衰老过程中保持灵活性的机会。

当然，我们也可能受到健康的偏见和早熟认知界定的影响。来自哈佛大学的研究人员艾伦·兰格（Ellen Langer）通过在20世纪70年代末和80年代初进行的研究，发现了积极的效应。在一项研究中，她将两组年长的受试人员运到一个孤立的修道院中，并要求他们在那里待上几个星期。其中一组老年人被要求假装自己"仍然"年轻，并按照自己年轻时的行为模式来生活。研究人员为他们提供了一系列模拟了1959年社会场景的事物作为辅助，如60年代的书籍、报刊文章和旧式的广播节目，以及黑白电视等。而第二组老年人则被要求通过回忆缅怀自己早年的时光，他们可以怀旧和回忆，但无须有相应的复古行为。在第一周结束时，第一组人员已经展示出，精神状态能够对人的生理和认知功能产生无比深远的影响。

第一组老年人很明显地呈现出一种"逆转"状态，他们打破了早熟认知界定的局限并呈现出与"变得更年轻"一致的显著改变，他们的身体变得更加灵活，有些受试者甚至在第一周结束时开始玩起了触地式橄榄球。更为显著的变化体现在他们的记忆能力，他们患有关节炎的手指，以及他们肌肉和关节的运动的流畅性，以及他们的智力的功能都得到了显著的改善。正如兰格博士总结的那样："只要你调整好自己的心态，你的身体自然会随之调整和变化。"

灵活应对多变的世界

兰格的研究成果已经享誉30多年了，所有这些研究成果仍在不断地被他人借鉴和使用。既然已经有这么多的研究成果作为经验教训，为什么我们仍然深受早熟认知界定及其造成的扭曲观念的毒害？答案很简单，因为恐惧。当我们在多种形式的恐惧的影响下运作时，我们往往会变得更加僵化，从而不太能够自我适应并灵活地做出回应。在这样的情况下，我们无法深思熟虑，并且会问自己这样的问题：在这样的情况下，做什么才是合理的呢？于是我们依据自己固有的、先入为主的和条件反射的习惯（就是该死的早熟认知界定）做出响应。依据下意识的习惯做出反应是僵化型反应模式本质的特征。

事实上，人类本能的反应模式是十分灵活的，正是这种灵活性让人类具备如此强悍的适应性并成功存活下来。但是要保持灵活性就要主动地控制我们的恐惧感，不同的人可能在应对恐惧和焦虑等方面会存在差异。人们的应对方式可以归纳为两个截然不同，但相辅相成的方法，即保护性应对和适应性应对。

在恐惧的影响下，人类大脑的前额叶皮层（PFC），这个能够帮助我们处理更高级别思维和推理的大脑区域，会呈现大面积的休眠状态。这样一来，我们就不得不依赖于过去积攒的经验，这往往是我们大脑中预先设定的反应模式。因此，我们不仅无法进一步地调整自己，以适应当前的实际情况并做出对应的反应，反而会倒退回去寻求保护性应对方式。你是否有过同样的经历：你正因为一项迫在眉睫的任务而十分忧虑，在试图解决这个问题的时候，你不仅没有立刻着手处理项目，反而通过看电影来逃避事实，这种逃避行为就是一种典型的保护性应对方法。保护性应对方法缺乏灵活性、更加冲动、更加强势并且很少结合造成当前压力的来源因素进行处理。

保护性应对方法会受到大脑分泌的多巴胺和血清素的相对水平的影响：羟色胺的释放量过少会导致我们直接采取保护性应对方法。血清素能够促进冷静和满足感（这就是为什么血清素的水平会极大的受到抗抑郁药物影响的原因之一）。随着年龄的增长，大脑中血清素的水平会自然下降。因此，保护性的应对方式就很容易变成我们的默认反应模式，从而导致更多僵化的反动型反应模式。如果我们掉以轻心，那么我们身体中血清素水平的降低，加上保护性应对方式的倾向，会导致我们变得更加不灵活，并随着年龄的增长丧失灵活应对生活挑战的能力。

但是保护性反应模式并非不可避免，我们可以反过来采取适应性反应模式，并且这种反应模式是可以通过学习和培养掌握的——无论我们处于哪个年龄段都可以实现。适应性反应模式相对较慢、更加周到并且更加灵活，它使我们可以调整和适应眼前局势的具体情况，并让我们有机会来制定一个更有效的策略来解决这个摆在我们面前的具体问题。

通过减缓反应的速度，适应性反应能够让我们注意到当前情况下的所有细节，这意味着我们可以针对具体的情况制定一个量身定制的反应模式——这样一个反应模式可能更有效。为了实现这种反应模式，我们必须重点关注当前的具体问题，并保持随着时间流逝集中注意力的能力。尽管适应性反应需要花费更多的时间，但其结果允许我们拥有更高程度的适应性和灵活性。

诺贝尔经济学奖得主丹尼尔·卡尼曼（Daniel Kahneman）在他的重要著作《思考：快与慢》（*Thinking, Fast and Slow*）一书中，介绍了思维和反应这两种系统之间的相互作用。慢速地思考，即适应性反应体系，依赖于多巴胺这种注意力聚焦分子的释放量，灵活的应对需要大脑能够有效地分配血清素和多巴胺。在针对老问题提出创造性的新方案是，保持冷静和专注将十分有用。因此，能够改善大脑和思维健康的简单锻炼，通常也能极大地改善我们在生活中进行反应的灵活性。一些效果最好的锻炼往往也都是最简单易行的锻炼，常见的锻炼方法包括：

· 学会冥想。

· 保障固定时段和舒适的睡眠。

· 参加那些让你感到愉悦并能够挑战思维的活动。

· 从事一些能够经常让你开怀大笑的有趣活动。

· 明确什么情况会让你感到最紧张和不安，同时制订符合自己情况的、个性化的方案，来有效地管理自己的应激反应。

现代生活需要适应性的应对模式，缺乏适应性的应对会导致我们随着年龄的增长无法承受身体、精神和情感方面的风险。但是，通过采取积极的措施来促进大脑和思维的最佳健康状态，我们就可以更灵活和更快乐地面对生活的种种挑战。

恐惧改变是人之常情

恐惧的普遍存在并不是什么新鲜事。至少有2300年历史的古印度文本——《薄伽梵歌》（*Bhagavad Gita*）的第二章内容告诉我们："在这条道路上，每前进一步都是胜利，我们也无须担忧危险。哪怕是极为微小的进步，都是战胜恐惧而获得的自由。"要保持灵活性就要求我们学会放开对过去经验的执念，并为新的机遇创造机会。这就要求我们能够彻底地放下过去，只有这样，我们才能够全身心地着手构建全新的人生下半程，制订一个具有前瞻性的、灵活的生活计划，而不是焦虑地回顾往昔，并一再嗟叹"美好旧时光"的逝去。

正如《薄伽梵歌》中所描述的那样，哪怕是最微小的进步，也是逃离恐惧而获得的自由。最细微的进步也可能造成巨大的差异，20年前，我们一个名叫比尔的同事想要去跳伞。当这一天终于来临时，他感到特别的兴奋。陪伴他的是好友斯坦，斯坦具有更加丰富的跳伞经验，一路上说了很多鼓励的话语来安抚比尔十分紧张的神经。当轮到比尔跳伞时，他发现自己站在飞机的跳伞平台上，紧紧地拽着飞机的扶手不肯放手，因为他担心自己会因此丧命。比尔对斯坦说："我不敢放手！"睿智又镇定的斯坦十分冷静地说："没关系，那就不要放手。但是我相信你肯定可以在放开食指的情况下，依然能够用剩下的手指抓牢扶手的吧。"比尔同意了，也这么做了。斯坦接着说："我敢打赌，你光用拇指、中指和小指也一样可以抓得特别牢。"比尔又一次同意了，然后发现自己依然能够坚持住。当斯坦指出，"我想知道如果你只用拇指和小指头握住把手的话，会发生什么有趣的事情，"比尔松开了自己的中指，只用拇指和小手指勾住飞机的把手，下一秒钟他发现自己已经飞翔在空中了，自由落体般的下降让他感到特别的振奋。降落伞平稳地在既定的地点降落了，缓缓地降落回地面为这段离奇的经历画上了圆满的句号。这次令人头晕目眩的经历为我们提供了在学习中保持灵活性的重要一课，即每次争取实现一小步的胜利。

在不断变化的世界里保持灵活

感到恐惧是我们与生俱来的特征，而灵活性也同样是我们与生俱来的天分。通过学习来成功地培养和实现基于人类身体的灵活性与由恐惧心理所导致的僵化性之间的平衡，能够帮助我们调整并适应人生后半程出现的种种挑战。不同个体在一生中会产生各种各样的灵活性方面的差异，并且其背后的原因多种多样（甚至在同一个体身上也会呈现灵活性的差异）。人体天生就具备的神经系统，结合我们从生活中积累的经验，就产生了所谓的"软回路"的机制，这个机制的名称来自于神经可塑性研究领域的领军人物迈克尔·梅策尼希（Michael Merzenich）。换句话说，尽管我们的恐惧感和灵活性倾向于来自遗传基因，我们的大脑永远都可以通过不断获取的生活经验来优化。

神经可塑性指的是大脑调整和改变的能力——事实上，就是重新布局的能力。但这样的过程是如何发生的呢？一旦大脑认可并学会一个全新的响应模式，并且一旦大脑发现可以利用这种新模式来切实地实现一个目标、满足一种需求或解决一个问题，那么大脑似乎就会释放一个强有力的神经信号，和谐的脑电波模式会再次出现。于是在大脑深处的回路中，不可阻挡的神经可塑性变化就会发生。

重新连线的大脑，发出信号让身体合成新的蛋白质，向基因发出的开启或关闭的信号得到接收。连接神经元的突触节点上发生的化学变化得到催化，达成某个目标的新方式，将通过大脑的编码形成一个全新的神经元激励模式，这就是灵活性的核心价值。随着时间的流逝和反复的实践，这种新模式会逐渐演变成旧的（固有的）行为模式。与此同时，正在老去但仍保持年轻活力的大脑，将继续寻求新的学习对象。因此，作为一个终身学习者的你，和作为一个满足于已知信息并寻求安定的你之间的拉锯将继续存在，身心的平衡与锻炼将能够减缓二者造成的张力。

我们的神经系统存在的意义就在于，将那些我们通过感官获得的未经筛选的混乱信息尽可能迅速地变成可预测和可控的常规和习惯。这样一来，我们就不用花费大量的时间尝试去理解那些第一次接触的事物。更重要的是，这还能为我们节约宝贵的代谢能量，这对于大多数物种而言，可能就是存活或灭亡的差别。我们无须每天早上花费大量的时间来确定最佳的上班途径，因为每天早晨当我们走到门口时，我们已经学会和编码的信息很轻易就可以激活，并将最佳的通勤路径下载到我们的脑海里。这些固有的流程能帮助我们掌控自己的生活，并赋予我们可预测性和掌控感。

然而事实上，生活在本质上是不可预测的，并且很难掌控。肯·德鲁克（Ken Druck）博士是著名的心理学家，看起来拥有完美的职业和理想的个人生活，直到1996年的某一天，他在国外留学的女儿死于交通事故，亲人的逝去对他而言是悲剧性的经历。他说，在那一瞬间，"我清楚地知道，这场悲剧终结了我的生活。"随着时间的推移，亲人的逝去反而让他更加深刻的思考生命，由此他制定了一套"规则"或原则来让生活变得更加充实，尽管我们对生活中许多不可预见的起伏的控制有限（尤为值得注意的是，他发现生命中令人崩溃的事件往往可以转化为新的突破点）。他在自己的著作《生命的真实规则》（*The Real Rules of Life*）中概述了这些原则，这些规则能够指导我们勇敢的面对日常生活的起伏——了解生命的本质，这样我们就可以学会适应和反应，并创造我们最终想要实现的理想的生活状态，这就是灵活性的本质。

寻求灵活性要求我们能够容忍不确定性和模糊性。灵活性来自我们在解决问题时尝试的试错策略，因为我们不知道最终的结果会是怎样，而这种对生活全新方式的探索和实践，正是好奇心真谛。这种探索模式往往会导致焦虑，甚至是心理动荡的产生。利维·维谷斯基（Lev Vygotsky），20世纪初来自俄罗斯的先驱心理学家，介绍了这样一个理念，即儿童的成长过程将沿着一条进化与革命的道路前行，而且这并非一条平坦的或可预测的坦途。

他的理论其实也适用于我们，尤其是在对如何在人生后半程继续保持灵活性这一话题的探讨上。调整以适应变化的必要性，要求我们在处理全新和陌生的事件时，具备调整已知信息和期望值的能力。很多人希望能够避免此类变化，因此将自己的生活控制在熟悉和安全的模式内，并尽可能的控制自己的焦虑感（这是恐惧的心理形式）。他们需要付出的代价就是承受生命停滞不前的风险，而这种生活的停滞会导致大脑组织显著的萎缩和变薄，进而导致灵活的适应性显著降低。实际上，我们因为恐惧，而对自己可能成为什么样的人这个问题产生的错误理念，并最终会导致我们的身体演变成所恐惧的样子。

娜塔莉就面临着这样一场充分体现了新旧冲突造成的紧张感的生

活危机，这也反映了她神经可塑性的变化。在她50岁以前的人生中，娜塔莉的美貌定义了她的婚姻关系，当她丈夫的一系列不忠行为最终曝光后，娜塔莉的焦虑症也爆发了。她的恐惧促使她错误地相信自己根本无法在婚姻之外生存，而不断重复强调的错误信念也在她的身体上找到了表现的渠道：她看上去面色蜡黄、头发稀疏、肌肉酸痛，并且出现了肠道和心脏等疾病症状。她根本无法理性地思考！恐惧迫使她的思维停滞并一直困在原地走不出来。通过身心疗法的强化，适应性的能量终于胜出。当她终于挣脱了对美丽外表的错误执念，她的焦虑渐渐退去，伴随而去的还有前述那些显示适应的灵活性丧失的生物体征和症状。

通过选择拥抱不确定性，我们已经准备好去探索未知的一切。随着不断地尝试新的想法或活动，我们总会在某个时刻产生自信感，甚至是掌控感。但在那个神奇的时刻到来之前，我们可能需要不断的努力、不断的经历挫折，甚至是克服不耐烦或恼怒情绪。对灵活性的无止境的追求带来的奖赏可能是我们可以轻松自如地弹钢琴，就好像我们的手指自己知道要怎么做，或者是可以不用通宵达旦地熬夜也能够为一个新客户制订完美的销售计划。这些不同的经验表明了，那些一开始十分痛苦的挣扎开始感觉更加自然，没有那么精疲力竭，甚至开始变得充满成就感或令人振奋。

大脑对于继续学习的渴求永远也不会停止——这将贯穿我们的一生。大脑厌倦陈旧的套路，并渴望那些会带来挑战但同时能让我们成长的全新体验。而对于新奇体验的追求，促使我们去接近未知的、陌生的和不安的事物，我们甚至可以通过观察脑电图读数看到大脑在这个过程中发生的电活动，并对其产生直观的认识。当我们从事新活动时，脑电波的模式就开始变得混乱，能量的消耗增加，血液开始流入大脑中枢以帮助产生新的响应。糖代谢活动加快，并为这些忙着进行头脑风暴来为新问题找到新的解决方案，或为老问题找到创造性的解决方案的大脑区域提供养分。在这个过程中，大脑在努力辨别一个可识别的模式，并最终将其变成一个可重复的习惯。

创意、创新和大脑的节拍器

变得更加灵活并不是一个可以一蹴而就的过程，其中需要经历的某些步骤可能超乎你的想象。爵士乐是一种以即兴创作而著称的音乐风格，爵士乐不会遵循一套固有的乐谱，尽管演奏者在进行新一轮的变调之前，会不断地重复最基本的音乐旋律，主旋律和即兴发挥的音乐片段之间所造成的紧张，也成为爵士乐最迷人的地方。爵士乐钢琴家戴夫·布鲁贝克（Dave Brubeck）曾说过："在音乐演奏上，你可以选择稳打稳扎的演奏方式，也可以选择花样频出的演奏方式，或者像我一样，选择自己喜欢的即兴演奏方式，这种方式十分危险，因为你要承担犯错的风险，才能够创造出一些自己以前从未创造过的新音乐。"

布鲁贝克的话抓住了一个很重要的信息，它与如何让我们的思想和行为都变得更加灵活这一主题相关。风险是创作过程之中不可避免的一个要素，我们理所当然地认为，那些更富创意的人往往具有更灵活的头脑，不然他们怎么能够创造出那些令人目眩神迷的新事物？出人意料的是，研究结果却正好与这个结论相反：即创造性和创新性，会随着反应灵活性的增加而减少。我们需要通过忽略干扰物的能力，以及努力坚持下去的能力，来平衡创造性，否则一味地创新往往无法形成任何最终的结果。换句话说，当我们能够在创造性的基础上佐以固定和长期的关注力，那么创造性就能够蓬勃地发展。学会专注于一件事情，例如我们的呼吸，能够为我们打开一扇新的大门，让我们能够对很多事情进行更具创造性的思考。就像节拍器那样，一个灵活的头脑能为我们设置新颖性和熟悉性、模糊性和确定性之间循环往复的节奏和步调。

来自澳大利亚纽卡斯尔大学的安德烈·格里芬（Andrea Griffin）在一项针对八哥鸟进行的研究中发现，在这个特定的物种中，一些鸟更具有创造性，但不够灵活，因此它们在适应环境方面更加渐进和谨慎。其他的鸟则更加灵活，探索周围环境的速度更慢但更关注细节，这就好像一些鸟能看到"整片森林"，但其他的鸟只看到了单独的树木。格里芬得出的结论是，前述的两种能力都能够更适合某些特定环境和某些特定情况。大多数的鸟同时具备前述两种能力，但是个别的鸟，就像个别的人一样，可能陷入快速的、灵活的和全局的思维，或缓慢的、适应能力强的、更注重细节的思维这两种极端中的某一种。

创新需要我们打破一定的规则，它往往会挑战既存的传统，因为创造力意味着"开拓那些从未有人踏足的地方"。当一个人遭遇一个全新的环境时，创新力和创造力十分重要。人类的祖先，在不断前往全新的气候环境和慢慢地拓展居住地范围的过程中，肯定也一次又一次地面临类似的挑战。他们必须通过了解一个新环境的特点，确定其资源和潜在风险，来侦察一个全新的环境。在决定新的环境需要他们做什么之前，他们不得不推迟执行既有的方式。他们对适应的灵活性的依赖降低，并更多地依赖自己快速应用那些花费了大量时间和耐性才掌握的技能的能力。细节已经不太重要，因为在这样的情况下，快速应用更普遍的规则和程序已经成为更受重视的能力，而那些最有能力做到这一点的人往往能够适应得最好。

那么，你是哪种类型的八哥鸟呢？你是否会受到闪亮或新奇事物的吸引，还是你只渴望熟悉和安全感？了解自己倾向于哪一端能够为你提供重要的线索，让你知道在培养自己灵活性的过程中应该侧重哪些方面。如果你是一个乐于追求新奇体验的人，那么培养的关键就在于，如何让自己能够更好地适应，或者包容单调的程序和重复模式。对于这个人群来说，能够在每一段经历中都实现"深度"，并花费更长一段时间来更深入地去挖掘每一段体验的意义更为重要。反过来说，如果你是追求安定感的人，那么你的目标就是拓展人生的"广度"，尽可能地让自己体验更多、更广泛的人生经历，哪怕在这个特殊的目标下，你体验到的新事物并非你喜欢的类型。正所谓萝卜青菜各有所爱，我们可以根据自己的喜好和需要选择不同的培养模式。但是一定要牢记，相应的灵活性的培养，必须确保大脑能够接受到自己超出自己舒适区以外的新"刺激"的定期训练。

与内在自我的交谈

"周末夜现场"（Saturday Night Live）有一个老传统，就是聚集不同的人物，进行冗长的对话和交谈。不可避免的是，谈话的主角终将变得情绪过度紧张，但同时她会鼓励其他人"跟自己交谈"，在这个过程中她可以让自己的情绪恢复稳定。当我们需要学会自适应、培养灵活性并学会乐观的向前看时，能够"与内在的自我进行交谈"变成了非常重要的能力。与谈话节目不同的是，这里的"自我"指的是独立个体的心灵不同层面，而学会让内心不同的自我进行沟通和交谈，是成为一个具备适应灵活性的成年人的一个关键步骤。

如何才能让自己心灵中的不同内在进行自我进行？我们应如何开始？在《习惯的力量》（*The Power of Habit*）一书中，作者查尔斯·杜希格（Charles Duhigg）表示，我们对于那些能控制我们生活的习惯的诱因，可能没有什么控制力。如果我们在竭尽全力地试图改变之后仍然不可避免地陷入了旧习，那么我们会产生无力感。哪怕是一些常见的老套路，也会被某些人利用，导致我们无法控制自己的行为。例如下班后开车回家的路上看到快餐店，可能推翻我们之前直接回家的决心，或导致我们吃完之后赶紧换上运动服装去健身房运动。

杜希格还表示，我们同样可能对习惯赋予我们的奖励没有多少控制权，尽管有些奖励以化学物质的形式出现——例如酒精带来的微醺效果、一包巧克力的愉悦感或香烟的极致诱惑，其他的奖励可能更加含蓄，且没有这么强大的吸引力（例如来自他人的赞扬、避免的争议、得到的认可或避免显露自己的弱点等）。我们采取的一系列行动（习惯行为）事实上体现了我们缺乏改变自己生活的能力这一信念/习惯，反过来说，我们也可以向爵士音乐家学习，哪怕每次表演的是同一首曲目，也可能以不同的方式呈现，因此我们可以试着将那些可以拓展人生深度或广度的灵活性融入我们的日常生活中去，一点一滴循序渐进地改善，直到我们创造出全新的生活方式、模式和体验，并让我们的生活变得更加的丰富和充实。

培养开放灵活性的四个步骤

步骤1：通过身体的管理向头脑传达信息

不可否认的是，我们对自己的身体充满了迷恋。我们不断地锻炼它，让它暴露在充满异国情调和非持续性的美食中，通过手术对其进行不可逆的调整，吞咽大把的药物来治愈或清理它，要么脱毛，要么想方设法地替换原来生长在身体上的毛发，给自己的毛发染色、脱色并在身体上刺青。然而，对于大多数人来说，我们同样通过各种各样的方式来羞辱我们的身体，或指责它应该成为什么样子才能够让它——或让我们——能够被接受，而我们传达的一些最具影响力的信息，正好牵涉到身体的老化。

几个世纪以来，我们一直认为，通过观察一个人身体的发展过程，就可以窥视这个人一生的经历。对于大多数人来说，这样一段历史，往往意味着一个人体抵抗时间侵蚀的悲伤故事，人们往往有一种绝望的冲动，想要让时光倒流。我们可能在衰老的过程中，完全放弃了自己影响未来走向的能力，于是随着时间的流逝，我们的挫败感也越来越深刻地在我们的身体上体现出来。

很多蕴涵大智慧的传统经验已经表明，改变一个人外表的最根本途径并非通过一个人的心态或思维，而是通过对身体的细心呵护来实现（详见本书第4章内容）。我们的目标并非打造完美的身体，而是通过学会满足身体的各项需求，如对营养的需求、对刺激的需求、对休闲娱乐的需求、对休息和放松的需求、对运动的需求、对发展的需求，以及对关爱的需求，等等。例如，瑜伽可以称为一项可终身持续的有益锻炼，因为它锻炼了我们生命中最重要的一些核心区域，我们的身体能够支撑我们最核心的精神、情感和思维等心理层面的需求。尽管瑜伽是一项有益的锻炼，但它不必成为培养适应的灵活性过程中的必需品，晚饭后散步、每个月做一次按摩、参加社区基督教青年会（YMCA）举办的老年人运动俱乐部活动、成为观鸟俱乐部成员、报名游泳课程、沿着平坦的自行车道骑行，等等，都可以是有益的运动，而类似的选择可以是无限的。关键就在于不仅仅要专注地参与一项运动，还要在运动中仔细地体会自己身体的感觉。最重要的一点是，通过做出这些健康的运动选择，你不仅仅能够修复自己的身体，还能够朝着保持头脑的年轻与活力迈出重要的一步。

步骤2：我想到了，于是我也做到了

在思考的时候能够意识到自己正在思考的内容的能力，被称为元认知（又称思维正念）的能力。其对应的生理能力被称为行为自我调节，或调节自己的情绪和行为，以确保能够最好地适应身处环境的能力，总之，它们是在日常生活中能够锻炼灵活性的两大关键因素。在看到自己的工作环境发生变化、年老父母的衰弱或死亡，或子女终于长大成人，离开你独自去生活并沉浸于他们自己的日常生活细节之中等改变时，你可能变得焦虑，这些正常的变化往往会让你感到处于弱势地位，或日渐感到自己力不从心。

因此，学会简单的身心锻炼方法，来主动地监控和管理自己的思维变得至关重要。倾听自己内心的声音（并逐步培养更多、更加平衡的自我正念），是一种便捷的、强有力的和极易掌握的技能，但监控或观察自己的思想和与思想进行交谈是两码事。讽刺的是，对负面思维的直接挑战或驳斥，只会不断地强化它们。正念的练习，反而能够让你从一个冷静且不带批判态度的角度来观察自己的思维。通过不断的练习，正念训练能够缓解或解除那些我们在不知不觉中吸收的早熟认知界定（PCCs）。而且，通过利用更具启迪性的思想来取代那些老旧的早熟认知界定，我们就能够更加灵活的适应人生后半段的生活，并激活大脑的中央监管机制——前额叶皮层（PFC），这能够有效地安抚负责产生和管理恐惧情绪的大脑区域。更具创造性和创新性的大脑区域将处于控制地位，随之产生的有可能是积极的行动计划，并可以成功地解决大多数人脑子里不断叽叽喳喳喧嚣的各种负面情绪。此外，这些措施还有利于引导和规范个人的行为，并让其最符合你个人价值观和理想的需求。

这些锻炼的一个有益功效在初期阶段可能并会得到显著的体现，但它实际上可以重新构建你的大脑回路。从很多方面来看，我们的大脑都是一个严格执行机会均等主义的消费者。如果我们为大脑提供令人羞耻、自我限制或引发恐惧的信息，大脑会全盘接收。如果我们给大脑提供的是与身体活力和精神或情绪活力相关的积极信息，它反而会优先吸收这些信息。在已知的宇宙中，人类的大脑是最复杂、最具备自我组织能力的体系。尤其是当我们想要利用这种复杂性，来过好自己后半生的岁月并实现自己理想中的生活时，这种复杂性可以成为我们的福音。

我们可以通过下面这个简略的方程式来理解元认知或正念训练如何能够实现自我行为调控，以及它们二者如何能够帮助实现更高级别的反应灵活性。心理学教授艾伦·马拉特用一个单词——SOBER（戒断），来指代这个方程式的英文首字母缩写。在一般情况下，这个单词的小写形式往往与戒酒或戒毒有关，但在我们的锻炼中，保持清醒，也意味着获得心灵的安静状态，并戒掉过度的欲望或放肆的言行，这样的人能够有效地行使自己的自我控制能力。下面列出的是SOBER（戒断）正念训练的五个步骤：

停止（Stop）：在执行某种想法之前，利用正念意识来保持片刻的停顿，确保自己在行动前能停止。

观察（Observe）：不带任何批判态度的去观察自己正在经历的思想和情绪。

呼吸（Breathe）：进行几次缓慢、深沉和平静的呼吸［这能控制你的早熟认知界定（PFC）]。

展开观点（Expand）：研究自己当前的早熟认知界定内容，从大局上权衡自己当前的处境。

理性地回应（Respond）：通过选择与个人内在的最好自我最一致的反应来锻炼灵活性。

步骤3：通过心灵理论（ToM）实践来培养同理心

在培养更高程度的反应灵活性，以帮助我们能够从旁观者的角度来审视自己内在的思维和情绪的过程中，正念的训练是必不可少的。正念训练能够让我们掌握重要的主导地位，从而掌握影响这些思维和情绪的能力，并成为这些影响接下来对这些思维和情绪产生效果的过程的见证者。然而，正念仅是一个各种动态组合的一个方面，另一方面被称为心灵理论（ToM），它是同理心的产生基础（我们将在本书第10章中详细地探讨同理心）。同理心是社交层面的凝聚力，让独立的个人能够相互联系。基于大脑回路的心灵理论机制是产生同理心的基础，当我们通过同理心对其他人产生关联感时，我们可以感受到情感层面的安全感和归属感。且在通常情况下，当我们的安全感程度越高时，我们就越有能力在必要的情况下去承担更大的风险并进而发展出更高水平的反应灵活性。

几乎所有人都拥有最低程度的共情心，这就是我们为何能够与他人结为夫妻、抚养孩子、与同事互动并在我们的各种社会关系中能维持最起码的社交能力的原因之一。到了人生的后半段，较高程度的共情能力让我们能够在与年长的同龄人、我们的孩子以及子孙们，还有更大范围的社交互动时更灵活地做出反应。在不断地保持开放的心态从他人身上或从这个不断变化发展的世界学习新东西，并分享我们在漫长人生中积累而来的智慧，有赖于较发达的共情能力的建设。

共情能力的培养所需的大脑软回路的建设，与我们在前文中已经确定的其他技能相同，因此，跟其他前述技能一样，共情能力也可以通过循序渐进的反复练习得到提升。尽管听起来十分怪异，对他人共情心的培养，可以通过首先培养对自我感觉的敏感性来实现。研究已经表明，我们体会他人感受的唯一途径，就是将我们在与他人互动过程中产生的内在情绪，调整到与他人同步的频道。换句话说，我们需要通过理解我们内心的情感，来寻求让我们能够理解其他人内心情感的线索。

共情心能力的培养需要经历三个步骤，我们将其简单地概括为：停止（Stop）、观察（Learn）和倾听（Listen）。随着年龄的增长，我们换个角度看问题的能力也会显著衰退，伴随着其他方面灵活性的降低。但正如帕姆·格林伍德（Pam Greenwood）博士及其他人指出的那样，很多此类变化并非衰老过程的必然结果，而是我们没有继续坚持锻炼自己所拥有能力的悲剧性后果，这就是说我们处于一种"非用即失"的状态。那么，这个停止（S）、观察（L）和倾听（L）技能的培养需要涉及哪些方面？

维持良好的共情心能力，要求我们能够进行思想层面的刹车并控制我们的冲动。例如，当你产生强烈的负面情绪反应时，如果你完全被这种反应压制，那么你将丧失灵活性。如果你无法踩下刹车，那么

STAYING
SHARP

这种负面情绪可能迫使你采取僵化的反应。

停止（S）：当冲动反应的程度加重时，迫使自己停止并在反应周期里创造短暂的暂停时段，即精神层面的短暂休眠。通过这样的停止行为创造的暂时性心理空间，让我们有机会能够审视自己的内心。

观察（L）：我们正在对什么做出反应？我们的反应与什么挂钩？我们能否花一点时间来恢复和平静自己的情绪并重新行使正念的能力？然后，利用对失控的情绪进行刹车而获得的短暂情绪自由，我们就可以引导自己同理心的注意力并倾听他人。

倾听（L）：是什么驱使了他们的行为？你能否更好地理解这些情绪的来源，并更好地在最佳自我的引导下，采取最适合的方式来应对这些负面情绪？

这三个步骤的训练流程能培养我们的共情能力，使暂停、审视和调整到他人情绪频道的行为成为我们条件反射的反应，而这能给我们带来诸多好处，如强化我们更高程度的反应灵活性以及与他人建立更深层次的关系。

步骤4：为永不终结的人生故事谱写一个全新的篇章

神秘故事之所以具有如此巨大的诱惑力，是因为我们无法预测故事的最终结局。推理小说家高超的写作技巧为我们在故事中编织的无数曲折反复，让我们在阅读过程中保持持续的猜测。而早熟认知界定的一个坏处就是，它们让我们确信自己已经知道自己未来人生将会如何终结，我们已经知道自己的生命迟早会结束。如果我们相信自己已经料到自己人生后半程的最终将会以非常黯淡或以令人十分不满或不过瘾的方式终结，我们将失去动力，并拒绝采取积极的行动来影响后半段旅程走向。

想象一下你去机场赶一班既定的飞机，你找到自己的位置，将行李放进头顶的行李舱，系上座位安全带，然后等待乘务员讲完飞行前例行的安全知识。只是这一次，乘务员给了一个对话的机会。乘务员首先对你们的登机表示了欢迎，然后问你："这一次，你想飞往哪里？"你将如何回答这个问题？你是否准备好了回答这个问题？因为我们的人生更像是一场未知的旅行而非指定了目的地的迁徙，假如乘务员前面提出的问题是关于你希望自己内心的思路和外在的生活能够遵循怎样的路径，你又准备如何回答呢？

有人说，没有历史的人是从未存在过的：个人的历史与个人对自己人生的各种经历、回忆和梦想紧密的联系在一起，并共同构成了一个连贯的故事。我们常常忽视的一点是，我们可以通过自己的生活来积极主动地撰写这样一个故事，而不是木然地遵循一些预先写好的剧本。要意识到我们才是自己撰写的人生故事的编剧、制片人、导演和主角，并按照这种方式生活并非一件易事，尤其是当我们已经有长达40年、50年、60年甚至更长时间的历史需要我们去铭记时，掌控自己的人生变得更加艰难。我们可能很轻易就忘了，对我们自己所撰写的人生剧本进行修改永远都不会太晚。

下面这些问题能够帮助你积极地撰写自己余下人生中的未尽故事。

1. 找一张白纸，写下自己人生中最想得到的东西。

2. 然后思考自己到底为这些想得到的东西付出了多少或有多大

的决心。

3. 然后问问自己，要实现这些人生目标需要面临怎样的挑战和困难？

4. 最后问问自己对这些目标到底有多大的愿望，以及它们能够给你带来怎样的回报。

在找到自己想追求的目标之后，你可以向自己提出下列问题。

· 为了实现预设的目标，你都积极地采取了哪些行动？

· 诚实地评估自己之前的努力是否找对了方向，无须因为面子而否认事实，你之前的努力是否让自己离目标更近了一步？

· 你所设定的目标和采取的行动对你自己和周围的世界产生了什么积极影响？

· 当你设想自己在未来的生活中将继续沿着自己选定的道路生活时，你会产生什么样的情绪？

· 如果在5年之后，一个十分了解你的人将写一段话来描述你，以及你每天的日常生活，还有你的行为以及对所处社区的影响，那么你认为这段话将描述些什么内容？

我们相信，重新设定自己的未来将能够有效地帮助你提高开放灵活性，那么你现在准备好动笔撰写全新的人生篇章了吗？

第9章

乐观心支撑意志力

———————————— 原则6 ————————————

美国宪法只是赋予了我们追求幸福的权利，而不是保证我们
一定会幸福，因此，我们自己的幸福需要自己努力去追求。

——本杰明·富兰克林

核心概念

· 乐观是人类大脑天生具备的一项能力，可以通过我们个人的不
断练习而得到强化。

· 乐观心态，让我们能够在理智告诉我们放弃的时候继续坚持。

· 乐观心态能够让我们保持希望、信任、信心和疯狂的追求。

· 更高水平的乐观心态能够为身体和心理健康带来显著的好处。

· 在面临衰老带来的相关挑战和挫折时，乐观心态能帮助强化我
们的抗压能力。

乐观需要勇气

想象一下，我们需要多大的勇气，才能面对所有人终将死去这个惨淡的事实。我们都清楚地知道自己不可能长生不老，生命终将在某个时刻结束。我们眼睁睁地看着亲友离世，年纪越大，这种体验就变得更常见。很多老年人表示，自己感到时间流逝好像加快了。我们开始体验到时间的流逝对我们的身体造成的负面影响，以前不费吹灰之力就可以完成的活动，现在可能耗费我们大量的时间，因为我们需要花费更长的时间来组织、发起和完成，这是无可避免的事实。这些变化是必然的、不可更改的，但是我们对这些变化的反应可以十分灵活，正如本杰明·富兰克林提醒我们的那样，我们的任务是"赶上"幸福的步调。平衡的乐观心态，正如我们将在本章内容中展示的那样，是对幸福的热烈追求的核心要素，尤其是当我们面临着未来的人生所剩无几的困境时。

能够带着勇气、乐观心态和对未来的美好设想，来面对人生后半程种种不如意的现实，是乐观心态的本质。乐观心态需要我们实现信念的飞越，乐观心态也要求我们将未来的生活想象成理想的样子，然后采取相应的行动，让想象中的生活变成现实。很多时候，乐观心态要求我们具备魄力，并敢于忽视那些让我们实现目标的可能性变得黯淡的眼前现实。正如剧作家萧伯纳曾经说过的那样："有些人只能看到眼前的事实，并嗟叹为何如此，而其他人则敢于想象那些从未实现过的事情，并大胆表示，试试又何妨。"有些人认为这样的想法让人十分感伤，但乐观主义者绝非空想家。

神经科学的研究人员发现，乐观心态能够让我们坚持自己的努力，来创造一个更加美好的未来，哪怕我们正在面临种种障碍或挫折。有时这种障碍和挫折反而会让我们更加的坚定，从生物学角度来讲，这就意味着当前进变得很困难的时候，乐观主义者反而会更坚定地继续前进！在这个意义上说，乐观主义是推动人类不断发展、探索和进步的动力，并帮助塑造了我们今天的世界格局。简而言之，乐观心态与信心、信任和希望有关，同时也与错觉和疯狂的心态息息相关，这就是如何平衡和保持适度的乐观情绪会成为本章内容探讨的重点的原因。

希望支撑信念

没有了希望，人类很有可能什么事都办不成，足见希望的重要性。早在公元1世纪，古罗马的哲学家老普林尼曾说过："希望是撑起整个人类世界的支柱。"作家安东尼·雷丁（Anthony Reading）教授认为希望是"一种预期性的情绪"，并总是面向着未来。而我们对自己有能力将希望转变为现实的信心，涉及我们的信仰。我们将信仰定义为：在没有任何切实证据来支撑的前提下，仍坚持某种思想、信念或机会的能力。当我们的希望促使我们相信，自己的信念一定会让我们实现一个比当前惨淡现实更加美好的未来，我们会最终自发地采取行动朝这个目标去努力。简单地说，这就是乐观心态的精神基础。

在第2章中，我们将人类大脑描述成一个能够允许我们的思绪穿越时空漫游的器官。人类是这个地球上能将思想从当前周遭的环境中抽离，并随着心灵的眼睛前往想象中存在无限可能的未来世界的唯一物种。人类也是唯一能够为了实现想象中的美好未来，而在当下立即采取行动的物种。乐观心态会激发我们的欲望，当我们的心态很乐观时，大脑的快乐中枢会向更高区域的大脑中枢提供电力和化学的热情因素，并通过后者将这种心态转化成为实现希望和梦想而采取的行动。毕竟，没有采取实际行动的梦想，在本质上也只是缺乏真正目标的空想。

　　下面我们来看一个故事：一位科学家正在进行乐观心态的研究，其中一个研究对象是一个无论在任何情况下都保持着阳光、乐观笑容的年轻男孩。为了测试这个男孩的乐观极限，科学家在一间没有窗户的房间里装满了马粪，然后要求男孩进入这个房间。后来，科学家打开了房间的门，以为自己会发现这个男孩因为自己身处的糟糕环境而悲伤不已，出乎意料的是，他发现男孩不见了。科学家感到十分震惊，因为这个没有窗户的房间不可能有其他的出口，他赶紧到处呼喊这个男孩的名字。然后他听到一个十分微弱的声音回答他："我在这儿！"科学家低头一看，才发现这个男孩在马粪堆里挖出了一条深深的隧道。当科学家问他正在做什么时，男孩乐呵呵地回答："这个房间里的马粪这么多，肯定有一匹小马驹藏在马粪里，我正在到处找它呢！"

　　这个故事可能让很多读者莞尔一笑，但它同样也揭示了本章的主题，乐观主义并不像我们无法改变的瞳孔颜色那样，它在本质上是一种能力。正如所有的能力那样，我们有些人可能表现出比其他人更多的天分，但是几乎所有人都可以通过不断练习来提高我们的乐观程度。

乐观会过度吗

乐观心态让我们像是走在钢丝上的人，钢丝的一端是绝望的万丈深渊。没有足够乐观的心态，我们将丧失希望，进而放弃，并最终无法实现人生的快乐，著名心理学家、研究员和作家马丁·塞里格曼（Martin Seligman）曾将这种现象称为"习得性无助"。从本质上来说，这是一种我们从现实生活的经验中学到的后天信念，这种信念告诉我们，没有人可以摆脱或逃避生活的阴暗面，无论我们有多么努力。在这种信念的主导下，当我们感到无助时，哪怕已经具备了逃脱现实的可行选择，我们仍坚定地相信，身处的困境是不可避免的——自身的负面想法在我们的心里建成了一座不断自我强化的精神监狱。

在钢丝的另一端，则是盲目乐观的世界。如果我们太过靠近这一端，我们将肆无忌惮地让乐观心态偏离真正可以实现的设想，并最终演变成充满狂妄且不切实际的幻想。这种形式的妄想不仅仅会存在于精神疾病的人身上，任何无视客观事实的人都可能身陷其中。要想在钢丝上保持这两个极端的平衡，我们就需要在现实生活中平衡深远的愿望与脚踏实地的客观条件。

了解了乐观心态能够给我们的生活带来的好处之后，我们将更有动力去寻求方法，来提高我们乐观程度，并获得伴随而来的好处，比如能够安慰我们自己的喜悦和快乐。

逆流而上只需乐观一点

就其进化本质而言，乐观心态是一种以大脑为基础的应对策略，它帮助人类的祖先在生存条件十分不利的环境中存活下来。乐观心态并不是人类唯一的生存策略，也不会一直是最好的策略，但它显然有独特的好处。我们常说，好事只会降临到那些愿意等候的人身上。这句老话揭示的意义是，当我们的奖赏并不会立刻出现时，乐观情绪有助于激励我们保持耐心，并同时寻求获得奖励的途径。亚伯拉罕·林肯对这个说法进行了补充，他说："原地等待的人也许会有收获，但收获的都是那些努力的人剩下的东西。"尽管这两种说法看似强调的是完全不同的行为——耐心等候或努力探索，但二者都强调了坚持的重要性。两种说法都要求坚持的能力，人们可以选择消极但是耐心地在原地等候预期的奖赏出现，也可以选择积极地采取行动，去追求这些预期的奖赏。

研究表明，大脑中较高的多巴胺水平有助于保持对预期奖励的持续专注。体内含有多巴胺水平较高的人，不仅乐观程度较高，而且能够更长时间保持专注，并有望在达成持续和乐观追求的回报时能获得更高水平的愉悦感。在一个无论是生存概率还是成功概率都很低的世界里，我们能够基于下列各方面的能力培养乐观的心态，它们是：

·想象一个未来目标的能力；

·无视或淡化实现目标概率小的事实；

·通过顽固的耐心守候或专注地孜孜求索，持之以恒追求目标实现的能力；

·夸大实现追求对象或目标后所获得愉悦感的能力。

这些乐观的特质能够增加人类祖先的生存率，并因此受到他们的青睐。这些构成乐观心态的基本要素是必不可少的因素，能够让我们的祖先在摔倒后重新站起来，拍干净身上的尘土，然后继续上马前行。我们总是无可避免会在某个时刻遭受生活的挫折或彻底的失败，而乐观心态能确保我们不会轻言放弃，它让我们能够从失败的经历中学到一些积极和有用的经验。

人类积极的偏见

尽管无数的作家们一再强调，人类生来就具有消极偏见，导致我们产生恐惧、趋利避害并产生悲观心理，然而也有充分的证据表明，我们可以通过积极的偏见来平衡这种悲观的倾向。人类的大脑分成左右两半（即大脑左半球和大脑右半球），左右半脑都提供了独特的成分让我们可以获得平衡的乐观心态。

当我们能够在极左或极右的两种极端倾向之间取得健康的平衡时，我们就能呈现出最佳的状态。大脑右半球从大局上审视我们身处的世界，并与直接经验紧密联系在一起。大脑右半球同时也与更冷静的情绪和悲观的前景相关，能够降低我们采取不健康或鲁莽冒险行动的概率。另外，大脑左半球与建立在过往经验上的积极情绪和乐观前景相关。当一个人的大脑左半球活跃度降低，或大脑的右半球过度活跃时，这个人往往会表现出情绪低迷或悲观的状态，适度平衡的大脑能够有效地缓冲抑郁情绪。乐观情绪和悲观情绪分别代表了人类生理和情感上的两个极端，并反映了大脑左右半球对情绪的相对影响。

随着年龄的增长，我们在生活中经历的起伏和挫折也会慢慢累积。衰老可能导致我们更容易感到精疲力竭和挫败，变得更加容易怨天尤人，并最终彻底放弃，而中老年人群中高发的抑郁症现象进一步恶化了这种担忧。但是，老龄化研究结果表明，我们不应低估任何一线希望，能否健康而优雅地老去，很多时候取决于乐观情绪的挖掘和培养。

从任何给定的经历中，我们都可以学到多元化的经验。乐观情绪水平较高的中老年群体，在精神上往往表现出对某次经历的消极方面情绪的轻度无视。他们更倾向于从积极的角度来看待经历，哪怕这意味着他们需要适度地扭曲事实。他们的乐观情绪呈现出一种微妙而健康的错觉，能降低负面情绪带来的刺激，让他们更加注重这些经历的积极方面。

在整个成年时期都能够持续保持较高水平的乐观情绪，能够扎扎实实地获得一系列的健康益处。一项在2013年10月进行的研究对142个国家的15万成年人进行了调查，得出的结论是，那些人生观更为乐观的人能拥有下列健康好处：

· 更强壮和健康的心脏；

- 更低水平的"有害"胆固醇含量；

- 更强的处理生活压力的能力；

- 更强大的免疫系统功能；

- 中风风险降低；

- 有效调节自我情绪的能力变强；

- 更长的寿命！

这种类型研究得出的一个最有趣的发现表明，那些心态更加乐观的老年人，不仅拥有更加积极的世界观和人生观，他们大脑中涉及社会环境的情感层面的评估的大脑区域（前扣带皮层和杏仁核区域）实际上拥有更厚实、更密集的神经元。正如我们所看到的，我们可以按照自己的需求训练我们的大脑，而乐观情绪的培养也能改变我们的大脑。有意识地开展那些能够改变我们大脑构造的实践，能够赋予我们至关重要的益处，不仅能够延长寿命，还能让生命变得更加愉快和充实。

乐观主义的金钟罩

如果你人生的前半程相对来说较为轻松，没有经历太多挫折，那么你可能乐观地认为，人生的下半程也将类似前半段那样，安逸地度过。你的设想或许是正确的，但是这种乐观猜测不仅十分脆弱，也很容易忽略人生的本质。研究表明，出身富贵并不意味着我们的一生都能保持乐观情绪，顺风顺水的前半生可能让你在后半生遭遇生活的逆境时更难以适应。如果人生早期的需求与欲望轻易得到满足，那么你可能就错过了培养乐观情绪的最重要来源之一。

想要确保乐观情绪的效用，你就需要确保它的抗打击力，否则，在遭遇人生逆境时，你的乐观情绪就会像脆弱的气球一样一触就破，这样的乐观情绪又能带来什么好处呢？只有经过生活挫折不断磋磨和测试之后的乐观心态，才能真正成为一个人的强韧的品质、抗打击力强并且恢复速度快。只有曾遭遇过生活中黑暗的经历，才能够形成这种内化的乐观心态，且无论遇到什么生活的挑战，都能够顽强地持续下去。如果我们运用得当，那么乐观的心态就能够成为我们的金钟罩，保护我们在衰老后免受生活的种种挫折或失败的伤害。

尽管乐观是一种生物学现象，但在日常的生活中可以通过我们的心理和行为体现出来。我们的思维，掌握了通过协调大脑的各项活动来找到培养弹性乐观心态的关键，是可能性和现实性之间的桥梁。当我们的心态十分乐观时：

·我们的大脑将降低对轻度或中度负面经验的编码程度，所以能让我们在第一次遭遇挫折时更容易坚持下去。

·大脑的后顶叶皮层（PPC）与大脑前额叶皮层以及大脑动机中枢之间的交流变得更加活跃，并共同制定出如何有魄力和决心追求长期目标。

·大脑选择性分配注意力的能力变强，让我们能够关注那些最有可能让目标实现的方面，并同时屏蔽其他的信息。

·当你认定自己身处的日常世界没有那么随机，且自己的行为可以产生比实际更大的影响时，这个认知能够让我们降低恐惧情绪的负面影响。

·你将认定自己有更大的自我效能感，也就是你相信自己的内心已经具备了实现自己制定目标所必需的所有资源。

·大脑为更积极的自尊提供支持并减少抑郁症的风险，这是实现长期幸福和满足的关键因素。

·神经可塑性的力量将重构我们的大脑神经回路，让乐观心态变成默认的世界观和人身观，也因此能更自动地发生作用。

当然，这并不意味着我们需要将所有的恐惧、痛苦、失落或悲伤等情绪从生活中永远驱逐，乐观情绪实际上是高度凝练后的现实。乐观情绪虽然来自生活中那些真实的细节和挑战，但与此同时不允许这些细节定义或限制我们的人生。**乐观主义承认痛苦和折磨是人生旅途中不可避免的一部分，但与此同时，它也不断地提醒我们，只要我们坚持不懈地努力追求，就一定能够获得一个知足、快乐和幸福的人生。**

乐观主义的滤镜

不管你觉得自己处于乐观或悲观两个极端之间的哪一段位置，对心理弹性和平衡的乐观情绪的培养都必须依赖三个信息处理和过滤的装置，你可以将它们想象成能够积极过滤与你及你的周围世界相关信息的透镜。

三个滤镜都来自人类大脑的生物功能，尤其是人类大脑中被称为额下回（IFG）的一小块区域。额下回位于大脑的左右两侧，并且根据一个人对其周围环境持有乐观或悲观的态度而激活相对应的区域。左侧额下回尤为擅长产生和维持乐观的情绪状态，因此能否拥有一个开朗的性格和积极的人生观，取决于大脑左侧额下回的激活程度。反过来，右侧额下回则专长与探测变化并及时调整情绪状态，尤其是焦虑或恐惧情绪等。当环境情况的变化可能造成威胁时，右侧额下回会发出悲观的警示作为回应。每个独立个体都会依据个人的个性风格、通过独有的方式，来平衡自己大脑的左右侧额下回。这种平衡只是一个起点，且不是一成不变的，它并不会定义或确定可能出现的乐观主义的变化和发展潜力。以此为起点，我们可以通过下面列举的各项训练来开发我们提高自己乐观情绪水平的潜力。

滤镜1：筛选

在培养乐观情绪的过程中，要涉及的第一个过滤就是选择性的注意力分配。我们的精力有限，无法同时关注多种事件。如果不能引导注意力专注于我们选择的特定方面，我们就会发现，自己陷入了习惯的掌控之下，包括习惯性地从悲观的角度看待世界等。那么，你的注意力都放在了哪些方面？你大脑中默认的选择性注意力过滤装置是什么？

学会使用选择注意力分配这个滤镜，能够帮助人们注意到自己内在和外在经验中虽然一直都存在，却一直被我们无视的各个方面。例如，我们的大脑会处理从未被我们的意识刻意的关注过的、海量的身体活动信息，例如心脏速率和血压的微调。通过训练，我们可以意识到那些以前从未刻意关注的某些大脑活动，于是我们需要进入选择性注意的领域并进行探索。这些关注、感觉、思考和反应的模式共同构成了所谓个性的基础，说穿了，个性不过就是不断重复的、能从最基本的生理层面到最抽象、最高级别的思维等方面反映真实的自我的生活方式。利用选择性注意，我们可以创造全新的注意力模式，取代那些会持续造成恐惧或其他形式负面情绪的既有模式。如果我们没有把这些重复的模式提高到认识、研究和改变的程度，它们就会演变成习惯。换句话说，选择性注意力作为一种滤镜，让我们能够在如何看待自我和周围社会世界相关等方面做出主动的选择。

我们要如何才能学会主动选择感性现实，培养我们的乐观情绪？你可以把自己想象成一个婚礼摄影师，身处接待室，新婚夫妇正在招待客人。如果你的相机镜头只专注于新郎的父母——尽管这个选择很怪异，但也很有可能出现，那么你将错过新婚夫妇与他们的朋友，以及与其他家人之间至关重要的互动。如果你没有拍摄新婚夫妇的照片，那么你作为婚礼摄影师的职业也无法长久。一个高水平的婚礼摄影师，能够将镜头的聚焦点从新婚夫妇转移到他们的朋友、他们的家人、婚礼蛋糕、宴会桌席的摆设，到舞池，然后再拉回到新人身上。只有这样，婚礼的照片才能完整地捕捉到整场婚礼的独特之处。婚礼摄影师需要主动的和有意识的在经过深思熟虑之后，选择每个时刻里最适合记录的画面。随着经验的不断积累，婚礼摄影师在选择正确的婚礼场景进行拍摄所需的有意识努力将减少，这个选择的过程也将会变得更加自动化，因为反复实践催生的感知习惯已经变得更

240

加根深蒂固，而婚礼摄影师不断的实践也终将开花结果，让他获得事业的成功。

注意力的落脚点能够在很大程度决定你能看到什么，因此选择性注意力的焦点，能够产生"半杯满"（乐观）或"半杯空"（悲观）两种截然不同的观点。例如，神经心理学的研究已经明确显示，抑郁症患者在观看照片时，视线会聚焦于那些反映悲伤、危险或其他负面因素的照片，而那些没有患上抑郁症的受试者，则会将目光聚焦于那些反映喜悦、满足或其他积极情绪的照片。

为了培养自己的乐观情绪，你必须积极并有意识地去选择自己注意力关注的焦点。请注意自己会倾向于关注哪些内在或外在环境的特质，这些被关注的特征是否对你有帮助？这些特征是帮助你与他人更深入联系和互动，还是将你从他人的身边推开？要记住，乐观情绪的发展，需要我们营造一个与他人联系更加深刻的舒适环境。

滤镜2：控制力的来源

乐观情绪的培养过程，涉及的第二个问题就是控制力所驻留的、可被感知的位置，这个心理学层面的位置被称为心理控制源（LoC）。具备内在心理控制源的人，倾向于认为自己处于控制的地位，并能够对日常生活中发生的事情产生影响。他们认为，自己的行动和决定可以对自己身上发生的事情产生主要影响。这样一来，具备内在心理控制源的人，在如何处理心理忧虑，或如何实现自己已设定的目标方面，趋于主动，因为他们深信自己的行动能够产生作用。

而心理控制源的另一端，则是那些具备外在心理控制源的人群。他们认为自己的世界受到外力的影响：老板的决定比自己的行动更加重要，天气也将决定他们的一天过得如何。他们的基因胜过了他们自我保健措施的影响，因此，他们未来的健康成了一系列他们认为自己无法产生很大影响或无法控制的因素的共同作用结果。而这种心理视角造成的后果就是，基于外在心理控制源的个人，往往在自己日常生活的选择上趋于被动。为什么不呢？毕竟他们的感知视角已经明确地告诉他们，无论你采取什么行动，都不会产生什么真正的效果。因此，不浪费时间和精力来反复与假想的敌人作战，看起来似乎更有意义。

但心理控制源的确很重要，当你的心理控制源驻留在你的内心深处时，你会更愿意在经过谨慎的计划后承担可预估的风险，以期改变自己的生活。不仅你的所作所为能够产生作用，你作为一个独立个体也能够发挥作用。因为你知道，哪怕只是一个独立的人，你也能够有所作为。以这样的心态来工作和生活，你可能更愿意去承担那些可能极大地改善他人生活的项目。

我的一位医师朋友，每年都会前往海地数次，在这个贫穷岛国临时搭建的一家医院里义务工作，已经持续了多年。在那里，他会接待因为各种各样的病症来向他求助的人。如果这些人是在美国就医，按照正规的医疗操作流程，可能直接被送进急诊室。在他多年的服务期间，整个国家的医疗环境并没有得到任何改善，所有的医疗条件依然落后得令人吃惊，而当地人总是"无缘无故"就死亡了。如果他们出生在夏威夷而非碰巧出生在海地，那么命运的结局或死亡的结论可能完全不同，但即便如此，我的这位朋友仍会每隔几个月就前往海地。在他看来，只要自己的能力允许，就应该尽可能竭尽全力，希望自己可以改变那些或许不会再见面的陌生人的命运，仅仅是因为他有能力这么做，也因为他的选择对海地的陌生人来说至关重要，这就是内在心理控制源在行动上的例证。

那么你的心理控制源在何处？你的行动是否能够产生影响？你的行动是否能够给其他人今天的生活带来哪怕是微小却积极的变化？这样的行动方向能否成为你的日常行为？

滤镜3：归因模式

当重要的事件发生时，我们会自动去尝试理解它们，并为它们的发生找到一个原因。向自己解释事件原因的能力，对我们大脑和思维的运行至关重要，我们无法忍受对事件一无所知的状态。随着年龄的增长，保持控制感和影响力是在生活中保持乐观的关键因素。你对自己生活中发生事件的理解和推理方式，决定了你的归因模式。下面三个维度区分了归因模式的类型：

·内部—外部

·稳定—不稳定

·全局—局部

我们已经探讨过前述方式中的两种：内部—外部。心理控制源决定了我们是将自己的行为还是外在的因素视为诱发某个结果的原因。

例如，"我做出的每天散步的决定帮助我在周围大多数人患上感冒的时候避免生病。"这样的表述反映的是将事件的原因视为来自内部。

而"稳定—不稳定"这个维度，所确定的是一个原因应被看成一次性的事件，还是被当成不断发展的影响。例如，当有人说"我知道自己肯定不会患上痴呆症，因为我这一生都能够一直战胜各种困难"时，表明了说话人具备的是内在心理控制源（我知道自己可以）并将这种内在的控制力归结为一种稳定的个人素质（我一直能够……）。

而"局部—全局"这一模式反映的是类似下面这个例子中的思路：在冰面上摔倒是因为"我昨天没有看清自己走的路"（局部——一个单一的、明确的且不太可能持续的原因），还是因为"我就是这么一个笨手笨脚的人，如果哪天我没有磕碰到自己就顺利地过完一天就已经是持续的奇迹了"（全局——一个持续存在且不可避免的原因）。

将结果归咎于局部因素，可以让他们成为有时间限制的事件，尤其是当结果是负面的时，这个方法特别有用。一个局部的归因模式会让你这么说："我下次一定能成功，因为这次发生了一些特殊的状况，而且这些状况在未来不太可能会再次发生。"在另一方面，将结果归咎于全局因素，尤其是当这些全局因素全部都是个人和稳定的因素时，可能导致我们在培养乐观情绪上做出的任何努力都付诸东流，这就是抑郁症患者和那些对未来持有悲观态度的人身上会发生的事情。他们对未来的信念已经笼罩了悲观的色彩，每当生活出现不如意，他们便认定这在某种程度上一定是自己的错，并且在未来也不太可能出现好转（这就是个人的和稳定的归因模式）。

对归因方式的认识能帮助我们更好地了解抑郁症，而这是老年群体的一大威胁。例如，针对抑郁症个体的研究往往会显示，他们在3个P开头原则上的过度依赖，所有的坏事都被认定为普遍存在的（pervasive）：如果在某个地方发生了一件坏事，他们就认定同样的坏事会无处不在。此外，所有的事件都将是持久性的（permanence）：如果现在发生了什么不好的事情，它很可能继续不断地发生。最后，如果发生了不好的事，肯定是因为个人做了一些不好的事情并应该承担个人（personally）责任（例如"这都是我的错"）。

普遍的、永久的和个人的（3Ps），这就是臭名昭著的3P原则。无论你是否患有抑郁症，哪怕是极为轻微的程度，也能够让你见识到它们的杀伤力。而一旦三者同时存在，你几乎就注定要丧失对自己生活的控制权，并且它们将沉重地打击我们在建设乐观情绪上的努力。

迈克尔·亚科普（Michael Yapko）是世界知名专家，在如何成功治疗抑郁症和培养平衡的乐观情绪方面的研究尤为显著。下面列举的八个精神疗法是亚科普最为推崇的，它们既能治疗抑郁症，又能同时有助于形成健康的乐观情绪，看看你经常练习哪些做法。

·通过了解他人的想法和感受来平衡自己内心的感觉、思想和情感。

·注意自己在将负面情绪最小化时过分放大正面情绪的倾向（容易造成危险的自我欺骗状态）。

·注意自己在将正面情绪最小化时过分放大负面情绪的倾向（容易造成对未来的绝望情绪以及无用感）。

·捕捉并纠正任何导致你相信自己在一段与他人平等的交往中地位和价值低于对方的想法。

·对完美主义倾向保持警惕：当一个人过度执着于对完美的追求，那么所谓的未来只能成为对无法实现完美的一个持续威胁。

·将以偏概全的倾向最小化，并限制将小失败夸大为难以逾越的高山的倾向。

·找到向他人索取和给予他人帮助之间的平衡点。

·要记得寻找替代的解决方案，没有人能够封锁你追寻人生唯一真理的道路。

通往乐观的坦途

在你即将为自己量身打造适合自己的乐观情绪培养方法之前，我希望你能够将我的朋友曾说过的三句话牢记心间："你存在。你很重要。你的人生是有意义的。"他所强调的是三种以心态为基础的认可，而它们是培养乐观情绪必不可少的基础。

·**你存在**。你在现实的世界中以身体的形式存在，只要你还能呼吸，你在这个世界的存在就不是虚构或幻想。认识到这个无法辩驳的事实，能够帮助你更加珍惜自己选择在这个世界上体现存在感的方式。

·**你很重要**。你出现在这个世界上很重要。过去，这个世界上从未存在过任何跟你完全一样的人，在未来也不再会出现跟你一模一样的人。你的独特性是一份珍贵的礼物，你永远都可以做到的一件事，就是兑现自己的承诺，成为真实的自己。这样一来，你在世界上的存在可以给世界带来意义非凡的改变，尤其是你和自己身边最亲近的朋友和亲人所占据的那一小部分世界。

·**你的人生是有意义的。**你在这个世界上的生活是有意义的，每个人的生活都有一个目的，一个通过乐观心态的培养而帮助实现的命运。

有些人认为，一个人生命的目的是早已预定或注定的，例如，古希腊人将命运和命数看成一个人生命河流的两种不同形式。命运反映的是你的生命必须遵循已经预定的方向，这个既定的方向由控制整个宇宙的未知力量决定，它因此也同样控制了个人的人生道路。我们认为每一个生命都有其意义的概念，则正好与之相反。因为古希腊对于命运的定义，意味着你在注意力选择上做出的决定最终将无关紧要，因为你的心理控制源将变成外在事物，因此你的命运又掌握在一群浮躁的希腊天神的手中——这就是全局、稳定和外部的模式。

在我们看来，让自己的生命活出独特的意义，更倾向于接近命数的定义。通过自己做出的选择，在有意识的思维和目的，以及深思熟虑的行动的指引之下，你将能够逐渐找到自己生命的基本目的，并让自己的存在变得有意义或有价值。意识到自己的命数在很大程度上由自己做出的选择来决定，在弹性乐观心态的培养过程中具有至关重要的作用。乐观心态让你能够在自己作出的选择中注入信任、希望和坚定的信念，乐观心态还为你的选择提供了必要的情感韧性，以确保哪怕是在逆境中，你也能够坚持自己的选择。简而言之，乐观心态为我们提供了实现自己命数的途径。而我们将命数定义为，一个能够将个人的内心资源的最大潜能发挥到极致的生命形式。

预期

预期乐观是心理的前奏，对未来即将取得的积极成果的预期，能够让我们在当下时刻就感到兴奋、激动和充满动力。习惯性拖延症患者表示，不断逼近的截止时间所带来的压力，以及无法按期完成工作而导致尴尬，或对其他糟糕后果的恐惧，最终能迫使他们采取行动。而在另一方面，乐观主义者的驱动力不是来自恐惧，而是来自他们对未来的成就进行想象时所获得的快感。创作型歌手卡莉·西蒙在《预测》（*Anticipation*）这首歌中写道："哪怕我们永远也无法知道未来的日子如何，我们依然执着的去梦想。"歌词中蕴涵了培养弹性乐观主义的一个关键信息。我们总是期待好事的发生——然后通过采取行动让好事能应运而生！

斯坦福大学神经病学教授，也是曾获得麦克阿瑟奖学金的天才，罗伯特·萨波斯基（Sapolsky）研究了预期在目标导向的行为中的作用。多巴胺——大脑中管理注意力聚焦的化学分子，在我们遇到获得未来奖励的可能性极高的情况时，会在大脑中分泌。2011年2月15日在加州科学院进行的讲座中，萨波斯基陈述的一个观点直接论证了我们对乐观心态在生活中所扮演角色的理解。在对未来的快感承诺进行预期时，维持多巴胺释放的时间长度让人类有别于其他物种。凭借能够让我们在精神上跨时间旅行的独有前额脑区，人类甚至可以预测几十年后才可能出现的回报。

萨波斯基表示，人类事实上拥有无以伦比的能力，组织我们的生活，朝着那些甚至在我们有生之年都无法实现的美好前景前进！类似的例子包括：对我们死后能够获得的好处抱有希望（如在天堂里），或愿意做出终生的牺牲奉献来为我们的孩子创造更美好的未来，或作出奉献以使我们的下一代能够生活在一个更加美好的世界里，等等。固执并一心一意地追寻那些我们认为自己将永远不会直接受益的未来，或许能够最强有力地证明乐观心态决定人类生命历程和选择的能力。

沉浸在美好中

在健康的衰老过程中，乐观心态是体现心智在人生走向中所扮演角色的三大主要构成要素之一（其他两个分别是：灵活性和好奇心）。人类的大脑深处具备了提供保持乐观心态能力的机制，同样还有具备悲观心态的能力机制。乐观和悲观代表了心态的两个极端，根据我们将日常生活中看成命运或命数的变化，我们的心态也在二者之间游离。思维的作用就是逐渐地撬动乐观和悲观之间的支点，让它能够逐渐向乐观的一端倾斜，并让我们具备更加乐观的生活态度。

那些年纪已经超过80岁的人常说，衰老不是为懦弱者准备的。衰老是一个我们每天都需要面对的挑战，没有人可以毫发无损地度过衰老这个人生阶段，但真正的奇迹会发生在极少数人身上，因为他们哪怕历经艰辛也从未放弃希望，并坚定相信未来还有更美好的东西。安妮·弗兰克（Anne Frank）写道："这真是一个奇迹，至今我还坚持我的信仰：尽管人们都有这样那样的荒谬和缺陷，但我坚信人们内心的最深处都是真正善良而美好的。"作为普通人的你，有什么核心的理想？什么核心理念会指导你的决策并反映你的态度？你将如何使自己的人生具有意义和目的？你如何保证自己的人生是重要的和具有意义的？

因为人生就是这样充满了挑战和障碍，安妮·弗兰克又教会了我们一些重要的事情。她写道："最后，我又一次将我的心扭转了过来，这样就能将所有糟糕的事情关在门外，而让那些美好的事情留在心间，并试图找到让我自己成为最喜欢的人或者可能成为的人，如果这个世界上不再有任何其他人能存活下来的话。"她所描述的美好未来，就是我们所谓的沉浸在美好的想象之中，积极地保持对未来的乐观态度，基本上与其他人的所想所说无关。刻意地要求自己设想积极的未来结果的可能性，或预测自己可以通过坚持不懈的努力而实现的积极回报，就像是一台小引擎，能够不断促使你反复实践"我想我可以，我想我可以，我想我可以"（重要的事情说三遍）这个人生格言。随着一遍又一遍地重复这样的实践，你的心灵就能够逐步重新塑造你的大脑，并培养乐观的心态。而且就像安妮·弗兰克那样，你也可以一点一点成为"自己梦寐以求想要成为的人"，并同时依赖个人自主的意愿来实现最高和最好的自我。

通过积极选择注意力来培养乐观心态

要学会呈现最高的自我，首先要学会乐观的心态，并相信自己能够体现更高的自我。这种乐观心态的培养，要求我们能够越过眼前的挑战，并将目光放长远，另外，担忧和恐惧则会造成目光短浅。当选择性注意与有意识的知觉实践结合时，使我们能够认识障碍而不被它们牵制或误导，这是培养乐观心态的一个重要基础。下面为大家提供一个简单的练习方法，发展大家的知觉选择性注意的技巧。

尽可能每天抽出10～20分钟的时间，来逐步发展自己选择性注意的能力。选择一个特定的地点（和一个特定的时间段）来进行练习，坐在一张有靠背的椅子上，让椅背支撑你的背部，并将双脚牢牢地踩在地面上，轻轻地把双手放在腿上，吸气，感觉空气进入你的肺部，就好像水被倒入一个大水罐那样。在无法吸入更多空气后，停住，并保持空气在肺部停留片刻，然后再缓缓通过缓慢而控制的呼气，将肺部的空气"倒出"，如此重复几次。在某一次的呼气过程中，闭上双眼可能让你感觉更舒适。还需要注意的是，伴随每次呼气的还有身体的肌肉紧张自然的释放、任何强烈思维的瞬间释放以及当前情绪的舒缓。

在接下来的几分钟内，将你的注意力放到下面四个步骤上。在一次完整的呼吸循环：即吸气—暂时让吸入的空气在肺部停留—然后通过呼气慢慢地释放这些空气——在这个过程中，注意力每次只关注其中一个步骤。然后让你的注意力专注于下一个步骤。当你通过进行四个呼吸循环完成对四个步骤的关注后，从第一个步骤从头开始。请按照此训练顺序进行10分钟练习，随着不断地练习，可以慢慢将训练的时间增加到20分钟。

四个步骤详细内容如下：

1. 在吸气和呼气的过程中，关注自己的身体有什么感受。你可能感觉到有些地方舒适，而有些地方感到不适。你可能感觉到有些地方变暖，有些地方变冷。你也许会感觉到皮肤接触空气的感觉，或是指尖传来的微弱心跳和脉搏。在这一轮的呼吸过程中，你只需要关注自己身体的感觉。

2. 再次吸气和呼气的过程中，注意你在周围的房间里感觉到了什么。你可以睁开自己的双眼，也可以选择保持闭眼状态。如果你保持闭眼状态，那么留意自己听到或者闻到了什么；如果你选择睁开眼睛，那么留意自己看到了什么。在这一轮的呼吸过程中，你只需要关注周围环境里有什么事物。

3. 再次吸气和呼气的过程中，让自己去思考为何没有什么是永恒不变的，每样事物都会发生变化。空气被吸进来然后又被呼出去，心脏这一秒跳动下一秒休息。我们兴起了一个念头，然后又被新的想法所取代，甚至我们产生的感情和感觉也会转移，变化并成为新的东西，每时每刻我们身边的一切都在不断的更新。在这一轮的呼吸过程中，你只需要专注于这个概念。

4. 再次呼吸，注意自己是如何让那些发生在自己内心或外部世界——例如发生在你的身体里，你的思想里以及在你身体周围的空间内的事物可以在无须理解的情况下迅速来了又去。尝试在不给予这些事物多度关注和思考的前提下，观察它们是如何来了又走的。事情发生了，事情消失了，不变的是你仍留在原地。然后你就会变得越来越具备选择性的能力，来决定你希望通过培养乐观的心态来实现什么，即你有能力创造和追求的未来。在这一轮的呼吸过程中，你只需要专注于这个概念，然后回到第一步骤，重复练习。

第四部分

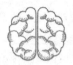

回归本心

用心沟通，忠于自我

上天并没有给予我们智慧，我们必须通过自己的
努力去发现它。没有人会代替我们去完成穿越荒
野的旅途，也没有人会代替我们付出努力。

——马塞尔·普鲁斯特

荷马写于近3000年前的《奥德赛》，是文学史上最久负盛名的作品之一，这个故事将遭遇并克服种种人生障碍作为我们应该追求的最重要的个人目标。正如我们试图说明的那样，人生的旅途并非旨在避开各种障碍，而是更应该专注于学会在面临困境时如何做出重要的人生抉择。

　　我们在前文中已经着重介绍了两套训练方法来强化一个年轻的大脑（营养、睡眠和运动）以及一颗充满活力的心灵（好奇心、灵活性和乐观心态），那么在本书的最后一个部分，我们将介绍三个额外的步骤来培养一颗明智的心灵。我们将重点放在分析赋予生命其目的和意义的因素——我们给予共情的能力、我们与他人关系的质量以及成为真实自我的承诺。

　　与奥德赛一样，我们生命的传奇将由我们找到回归真实自我的旅程来定义，并由我们真实的自我在这个世界上行使的功能来界定。我们做出的选择和采取的行动将决定我们能否最终活出真实的人生，并承认我们的独特性是一份礼物，以及我们能否利用这个礼物来对我们共同生活的这个世界产生积极的影响。

第 10 章

共情理解，开启另一种可能

核心概念

· 共情作用源自于调节我们与他人之间关系的质量的大脑区域。

· 培养共情技能可以增强我们管理自己头脑和行为的能力。

· 共情是互动的，它能够影响与你产生互动的对方的大脑。

· 当我们主动进行共情时，冷静、满足和满意度都能够蓬勃发展。

· 将我们的孩子培养成能够共情的人，或许是我们可以给下一代留下的最伟大的遗产。

当身体不再年轻

在对如何成功度过衰老过程中共情扮演的角色和作用的研究领域，美国麻省理工学院（MIT）看起来并不太像是一个会发起此类探讨的地方。

但事实上，来自麻省理工学院的研究人员已经对我们体会他人经历的能力进行了研究，而这种能力也被认定为最能够代表人类最高成就的能力之一。从避免争吵，到建立终生的爱情关系等人际关系互动，在一定程度上都依赖于我们欣赏对方的角度、感受他们的感受以及能够"站在对方的立场"去体会和感受的能力。为了培养这种能力，麻省理工设计了一款产品，力求为我们打开一个窗口，让我们能够理解共情作用和衰老过程，也更直观地展示了一个对老龄化更加敏感的世界。

麻省理工学院的教授约瑟夫·考夫林（Joseph Coughlin）认为，美国的文化就其实际的结构而言，已经忽视了老年人对舒适性和社会融入性的需求。自1999年开始，考夫林的实验室就开发了即时老去换位思考装置（AGNES：Age Gain Now Empathy System）。这是一套包含了额外负重、特制衣服和鞋子、限制四肢运动范围的绑带，以及让视线模糊变色的眼镜和其他减弱听力的耳塞等设备，所有这些设计都会迫使穿戴者体验到老年人在这个世界中生活与活动的状态。参与实验的志愿者要穿着这套装置进行步行、爬楼梯、购物等活动，或从事其他日常生活的例行活动。研究人员很快就发现，我们的文化中极度缺乏为老年人考虑的人文景观设计。穿戴这些装置的志愿者很快就感到疲劳，挫折感也迅速加重，从杂货店头顶上方的货架上拿下一加仑的果汁忽然之间变成了一件极其费力的事情。所有的实验很快就让参与的志愿者切身体会到，当今世界里生活的老年人在日常生活中要承受多大压力与不便。

美国一些最大和最知名的公司已经开始利用AGNES的研究结果来重新设计自己的产品，以便更好地满足老龄化社会的需求。通过让研究人员切身体会老年人的生活状态，实现了对大型公司的产品设计过程产生影响这个目标。

共情体验的能量和影响力不容小觑，美国幽默大师杰克·韩德利（Jack Handey）对此表示认同。他说："在指责他人之前，请穿上他们的鞋子走上一英里（换位思考）。然后，如果你依然决定批评他人，那么你肯定已经穿着对方的鞋子站在一英里开外了。"尽管说法很幽默，他的话语的确抓到了一个重要的信息，即当共情产生作用时，批评和指责就会淡去。共情作用能拉近我们与他人的距离，而批评和指责只会滋生抵触情绪，拉开人际距离。

我们希望在本章内容中说明，培养和维持较高水平的共情能力在我们衰老的过程中显得尤为重要。研究已经表明，**除非我们能够定期和刻意地锻炼自己的共情能力，这个能力会随着年龄的增长而自然下降**。因此，减缓隔阂感，或社会孤立感的一个主要方法，就是终生积极主动地锻炼自己的共情技能。事实上，针对老年人群的最新研究表明，共情能力的下降并非因为大脑的衰老，而是与个人对自我共情能力的锻炼有关——因此，请尽早开始培养自己的共情能力。

人类共情的根源

蜜蜂无须具备共情能力，没有这种能力，它们也能够不断地在这个世界里继续给鲜花和水果授粉采蜜的工作。天鹅也无须共情能力，没有共情技能的好处，它们也依然能够展示自己的优雅和美丽。这是因为大多数的生物生活在一个简单的行动与反应的世界里，而人类以及大多数的哺乳动物，从另一方面来讲，则生活在一个完全不同和更为复杂的世界里，共情能力就成了一个至关重要的技能，能够帮助我们在社会群体关系的复杂迷宫里，通过谈判成功地找到出路。

脑岛是一个位于大脑深处的生物构造，它与大脑中处理人体感觉（丘脑）和由人体外部情境刺激而引起的基本情绪（杏仁体）等其他大脑区域之间，存在十分丰富的联系，位于额叶、顶叶和颞叶所掩盖的夹心位置的脑岛，将所有原始的感觉与同这些感觉相关的身体特殊状态关联起来。威廉·詹姆斯（William James）和卡尔·朗格（Carl Lange）在上个世纪初进行的研究，已经清楚地表明了这个神经通路与人类共情能力之间的相关性。

他们的实验表明，当人类面临威胁时，人体首先发出危险靠近的警告，靠近的威胁直到此刻才会进入我们的自觉意识。因此，我们只有在人体做出感觉反应之后，才能够体会到情绪，而不是正好反过来！换句话说，我们通过自己的身体（被体现的意识）来了解自己的感觉。

大约20年前，科学家对猴脑的运动皮层（负责目标导向行动的大脑区域）进行研究，得出了一个惊人的发现。当猴子观察到研究人员做出伸手拿一个工具或一份食物的行为时，它们的大脑区域会瞬间激活。更重要的是，研究人员发现，即使猴子们只是旁观研究人员的行为，猴脑中与人脑类似的同样的区域也会被激活，而被激活的位置与发生行为的研究人员大脑中被激活的位置相同。让猴子学会自取食物并非这项研究最重要的发现，因为猴脑模拟了做出实际饮食活动的研究人员的大脑活动，而让猴子们学会了一个它们在正常情况下无法掌握的觅食技能，这才是这项研究真正重要的发现，这就是所谓的"有样学样"的真实例证。当一个人类大脑的激活模式被嵌入作为观察者的猴子大脑中，并成为它的大脑激活模式后，观察者猴子就能够更容易地快速学会一个新行为模式，而被研究的猴子则表现出通过模仿研究人员的行为而学会复杂社会行为的能力。研究人员给这些在模仿其他有意识行为的过程中被激活的神经细胞起了一个名字，将它们称为镜像神经元。

在经过多年的无数次实验后，研究人员终于得出了一个培养人类共情能力的培养方案。当我们观察到其他人做出一些对我们来说很重要的行为时，我们自己大脑中的镜像神经元也将自动激活。这种大脑中的神经元激活模式，让我们能够模仿，并在精神层面重现所观察到其他人的行为，并且产生与其他人行为相关的类似情绪。镜像神经元，在其他核心大脑结构的支持下，能够帮助我们在自己的大脑中形成一个脑内地图，描绘那些因其他人的行为而激活的大脑区域所产生的电流信号模式，这样一来，我们就能够以极为卓越的精确度读出其他人正在经历的感觉状态！

镜像神经元能够建立一个高度复杂的速读体系，毫秒之间，我们就可以看出一个人的微笑是否真诚的，因为镜像神经元系统的模仿能力使我们能够读取正在微笑的人的感情状态，并迅速地帮助我们凭借直觉做出选择，来决定是加深与此人的联系或是远离此人，这就是共情能力，这种能力让我们能够亲身感受并经历与对方此刻正在体味的同样情绪。共情能力能够在我们的内心激起一种情绪的反响，并不断发生后效。而这种情绪回响的振荡后效，通过在人类的婴幼儿时期模仿父母给予我们的照顾模式就已经形成了。

右脑交流，左脑记忆

刚出生时，我们必须完全依赖那些给予我们关心和照顾的他人而存活。为了生存和发展，我们必须与他人建立多种层次的连接关系。针对亲附模式的研究已经证实，早期的关爱联系的质量，能对我们成人后的人生阶段具备极为深远的影响。父母与子女之间的这种人际关系连接模式，构成了一个多通道的情感高速公路，而这条道路上的情感流动是双向的，即父母给予子女关心，而子女反过来也能反哺父母。身为照顾者的父母与婴儿之间互动关系的质量，能够在正处于发育状态的婴儿大脑中印刻复杂的行为模式，并从而调节婴儿的激励、奖励、安全、刺激及危险等机制——所有这些构成了共情能力的基础。

在生命之初，细心的照顾者能够读取我们在情绪和生理层面的需求，并做出回应。在我们自身的需求经过他人多年的读取后，我们也逐渐学会理解自己内心的诸多需求。然后，在学会解读自己的情绪和需求之后，我们能够掌握解读他人情绪及需求的能力，而这种被他人解读——自我解读——解读他人需求的循环过程，让我们能够与他人建立以共情能力为基础的社会关系，并进行无穷的循环。在婴幼儿时期到童年早期这个人生初始阶段里，我们能够不断地吸收日益复杂的人际交往模式，并从而在人生早期塑造我们的调节能力，以控制自己在不断扩大的人际交往范围中的行为，这就是为什么在人生早期形成的这些人际交往的模式能够对贯穿我们人生的人际关系的质量产生深远而强大的影响。

艾伦·索尔（Alan Schore）是研究人际互动与人类大脑之间的相互关系的性质方面的领军人物之一，艾伦的大部分研究专注于人类大脑右半球在人际关系中发挥的特殊作用。在一段人际关系展开的过程中，大脑右半球比左半球能更有效地感知这段关系每时每刻发生的新变化。大脑右半球与身体的关联也更为强烈，这使我们能够感测到与他人互动时产生的物理和感官影响。大脑右半球能够感知到我们在互动中的非语言信息，例如我们在与他人交往的过程中，50%～90%的信息来自于细微的面部表情，非语言信号为我们理解语言表达的信息提供了情感背景。人类的大脑右半球本质上是主管人际关系的区域，而人类大脑的左半球则是所有这些经历的记忆储存地与保管员。

相亲相爱地老去

当人们聚在一起庆祝生命的里程碑事件——生日、结婚、死亡、斋戒、节假日、退休或第一次约会等值得纪念的日期时，我们总是不约而同会怀念过去。我们总是通过相互倾诉上次见面后各自的经历，来填补人际关系之间的空白。回溯以往共同的回忆，能让人们再次连接到一起，并促进怀旧情绪和亲密感的产生，而情感上的亲密性，则能够进一步深化已经十分亲近的关系。情感的亲密是一种人际关系黏合剂，它能够让人际关系保持活跃、充满活力和关爱。当然，不同的人在发展亲密关系的能力上也各有不同，但是无论你的能力如何，你都可以通过培养自己的能力，进一步发展更为亲密的人际关系。

在人生的后半程，维护与深化人际关系的亲密度十分重要。有以下几个原因：首先，衰老过程充满了诸多普遍存在的压力，并会随着时间的推移而不断地加重，而能够与他人建立亲密人际关系的人，往往能够具备更大的抗压性来对抗这些压力，甚至能够活跃地继续发展。与人生伴侣或一群朋友建立密切的人际关系，能够起到保护作用，缓和时光带给我们的失落和挫折所造成的负面影响。

建立亲密关系的能力与共情能力密不可分，二者都源自我们的神经生物学，都能够扩展或重塑大脑回路，以产生持久有效的亲近感和舒适感。玛莎·卢卡斯（Marsha Lucas）很好地捕捉到了拥有健康的人际关系人群所呈现的几大显著特点。在阅读下文列出的这些特点时，你可以关注一下，这些特点与我们在前文中所提倡的那些与保持大脑年轻与活力的技能有哪些共同之处。

· 学会调节或管理自己身体对压力做出的反应。

· 培养自己应对恐惧心理的能力。

· 培养能够发展情感的弹性的能力。

· 拓展自己的能力，使自己能以灵活的方式应对挑战。

· 培养自己的洞察力，让自己能够更加诚实地了解自我需求。

· 学会理解自我情绪及他人情绪（共情能力）。

· 将自己的思维的出发点从"我"变成"我们"。

不断地练习这七项技能，可以让我们更容易建立真正亲密的关系，因为两个人之间交往的质量决定了这段人际关系的性质，而建立亲密人际关系的目标，就是能够认可和尊重对方的独特性和完整性。

共情随年龄发展

在保持心情愉悦的过程中，共情作用扮演的角色时有变换，因为有时它能够促进愉悦情绪的培养，有时候又会给后者造成困难，尤其是在衰老的过程中。大自然似乎早已预计到这一点，例如，60岁左右的人群对面临不幸遭遇的人能够表现出更强的共情能力。R. 列文森（R. Levenson）及其他研究人员的研究结果表示，相比于20岁或40岁的人群，60岁人群在面临困境时也同样表现出更强的乐观心态。

这项研究还表明，当人类进入人生后半程时，在建立亲密人际关系方面，会出现重大转变。例如，已有证据表明，老年人能够处于一个可以为长期承诺提供支撑的正式认知发展阶段，包括在需要做出复杂的决策时整合情感和逻辑思维的能力。尽管这种能力在我们刚刚成年时就已经体现出来，但会随着年龄的增长而不断地成熟和壮大，这意味着在人生的下半场，成年人有可能可以从承诺能力中收获更为丰富和复杂的好处。无论如何，老年人身上体现出的强大的共情能力是一个强有力的基础，在此基础上，老年人能够发展对自身和他人的共情，而最新的研究也高度认可了这种共情能力的作用，因其能在我们步入老年阶段后维持和建设弹性健康的能力。

然而，人际关系的深度变得比数量更为重要。讽刺的是，强调关系的亲密性反而会导致老年人遭受更多悲伤情绪的伤害。现在，老年人的寿命比过去要长很多，但在现代社会中，这些延长的寿命往往意味着在远离自己子女和大家庭的孤寂状态中度过。不得不面对身体疾病和亲人的衰老和死亡，则成为造成老年群体不幸命运的其他因素。过分强调年轻和美貌的社会现状，则成为老年人悲伤情绪的又一个根源，因为这个社会传达了这样一个信息，即青春的逝去，意味着价值或生命意义的丧失。

鉴于这些经验，在老去的过程中保持共情能力，对个人和社会来说都有极高的重要性。例如，具备较高共情技能的老年人拥有更健康的心脏，而且这些老年人的心态往往更加开朗，能显示出较高水平的共情能力和对他人的关爱。因为共情能力要求我们能够解读自我的需求，并利用这种内在的知识来贴合他人的情绪和需求，因此共情能力也成为建设关系更为紧密的社交群体所必不可少的重要因素。在这样一个群体中，处于人生后半阶段的老年人可以起到至关重要的作用。

当人们的共情能力得到充分发挥时，就能够取得积极的社会效应。研究表明，更高的共情能力和利他主义之间的关系，比如，结合一系列成功的商业精明做法，就能够产生显著的经济效益，而结合较为温和、简单的行为，也能够让随机遭遇的陌生人感到更加舒适。

如何培养共情能力

讲故事是培养共情能力的一项重要实践，作者保罗·约翰·埃金（Paul John Eakin）捕捉到了这一概念，他写道："我们的人生故事并不仅仅是关于我们的故事，因为它不可避免地要深刻的呈现我们原本的样子。"（着重强调与自我经历的关联）细胞生物学家和作家布鲁斯·利普顿（Bruce Lipton）表示，通过我们人生故事所反映出来的个体对人际关系的信念非常强大，以至于这些信念能够塑造我们的生理机制，直接决定我们身体细胞中的基因应处于开放还是关闭的状态。

尽管人生的故事往往源自于过去的经验，它们也可以通过优化我们对过去的回忆，强调更加乐观的心态和对未来更积极的人生观，来不断优化我们在未来的体验。鉴于我们的人生故事尚可改变，这就意味着我们的生理机制也同样可以改变，这一点已经得到大脑的神经可塑性相关研究的论证。

在日常生活中培养共情能力需要涉及的几种做法，已得到了诸多研究的反复论证，这些培养方法借鉴了我们在本书第三部分已经阐述过的技巧，尤其是灵活性、好奇心以及乐观心态这三大支柱情绪的培养。下文提供了一些培养自我共情能力的实用方法，通过这些方法的实践，你的大脑和人际关系会让你收获丰厚的回报。

培养积极倾听的能力

积极倾听是一种多层级的沟通形式。通过倾听对方，你允许自己被他人的思维和情绪左右。当你用心（激活大脑右半球），而非仅仅用理智（激活大脑左半球）倾听时，你将发现自己陷入了对方描述的场景或情绪之中，并同时体会到对方正在经历的状态（即你能够产生共情心理）。这样一来，你就能够更加深刻地被对方的故事所感染，这就是为什么积极倾听的能力有赖于对脆弱性的承受能力。这是因为在积极倾听的过程中让自己处于脆弱状态，意味着主动让自己受到他人经历的影响，并通过这种影响的方式来改变自己对他人经历的理解。这往往让聆听者能够更大程度地接受对方的观点（不一定同意，但是需要接受），并对该观点给予更多的怜悯之情。积极倾听的指导原则如下：

· 不要打断对方。

· 通过提问让对方继续表达自己需要或想要表达的内容。

· 需要注意，不要提出建议，或告诉对方你认为他们应该怎么做，或贬低他们的感受，前述任何做法都会将发自内心的共情变成批判性共情或怜悯。

· 做出反馈，让对方明白自己听懂了他们所表述的内容，使他们有机会感到自己被倾听了，或有机会澄清或重申任何被误解的内容。

·通过自己的肢体语言来表达自己正在认真倾听的状态（比如保持视线的专注、面对对方，或身体向对方倾斜，或点头表示认同或倾听等）。

培养开明的好奇心

好奇心是一种心理状态，让你感到"这里有东西等着我去发现"。好奇心需要避免先入为主的心态、偏见或成见，当你感到好奇时，你的好奇心会驱使你接近他人，并通过不带主观判断的问题来发掘与他们有关的有趣的、有吸引力的、迷人的和新颖的信息和内容。或许，好奇的心态最重要的是能够培养你的共情能力，因为好奇心让你认定，他人身上存在你必须了解的一些重要信息。要发掘这些信息是什么，你就需要坚持不懈地努力，并建立丰富人际关系。最后，这种共情的连接让你能够通过与他人的相似之处建立人际关系，而非专注于人与人的不同，成为社会中分裂和孤立的个体。

培养可转换的想象力

对他人的共情，会形成可以产生协同效应的人际关系，这意味着与他人的联合可以产生比独立个体更大的效应。有时候，这种协同效应能够有效地推进社会变革。例如，慈善组织Children of Peace，聚集了来自巴勒斯坦、以色列、土耳其和其他中东国家和地区的14岁至17岁之间的青少年，他们通过艺术、教育、健康和体育项目，建立了持久的友谊，所有参与者将自己对他人那种朦胧和偏颇的观点转化成一种和平共处的愿景，超越了当前地域现实的限制。另外一个杰出的例子，是杰伊·菲利普斯跨信仰学习中心（Jay Phillips Center for Interfaith Learning），这个机构专注于在来自三所大学的不同信仰传统的人群中获得更多的理解，并努力团结所有人的能量，以促进他们为共同的社会福祉做出更大的贡献。

共情是否也存在阴暗面

很显然，共情能力是一种良好的品质，但共情过度是否也可能存在负面的影响？事实上，不受控制的共情心泛滥也存在风险，通过相机镜头的比喻，也能够帮助我们更好地理解过度共情心的负面作用。摄影师通过调节镜头光圈的开放程度，来控制相机传感器能接收的光线强度，如果镜头光圈开放过度，则可能导致曝光强度过高，从而导致图像的模糊不清。

同样的原理也适用于共情心，长期让自己处于共情心泛滥的状态，可能导致个人过度接收他人的经验，而过度的脆弱性也将导致个人的压力应对系统不堪重负，这种状态也被心理学家称为人际关系界限的不良界定。随着时间的推移，这种过度状态会导致诸多压力症状或疾病的出现。

尽管共情的好处显而易见，然而不受监管的共情也可能导致情感等同效应或重复性的压力损害。这些类型的心理伤害，在人生的后半程往往以倦怠的形式体现出来，包括衰退的心理状态、不健康的身体和麻木的情感等。处于照顾者身份的人群，如医疗工作者、教师和执法人员等，属于最容易出现职业倦怠的高风险人群，用来形容这种类型的倦怠的术语是"替代性创伤"（vicarious traumatization）。顾名思义，这意味着不断见证他人的苦难无法对个人健康造成十分消极的后果。因此，过度接触他人的痛苦和苦难，可能导致我们个人付出昂贵的精神代价。

而产生倦怠感的神经生物学根源，可能导致负面的神经可塑性变化的发生。在不断输入他人负面情绪的强压之下，例如与他人之间过度共情的人际关系，可能导致我们个人大脑中的海马体（主管新体验编码的大脑区域）进入休眠状态，导致较少的神经细胞能够发展，即导致新的脑细胞（神经细胞）的萌发状态降低，这会导致个人应对未来压力风险的能力和弹性下降。

所幸，共情心泛滥的风险是可控的，可以通过积极和持之以恒的自我保健来实现，包括游戏和欢笑，结合锻炼、睡眠等核心训练方法，以及合理的营养等，这些实践和训练技能在本书前文章节中都有过详细的阐述。此外，经常性获得健康程度的共情能力锻炼，能够告诉你的大脑分泌更多的血清素。当大脑分泌更多的血清素，让我们能够沉浸在更高水平的宁静和知足状态时，我们能够深化与他人的联系，并有更强的意愿来强化自己的人际关系。在表达自我共情心过程中，社交关系的强化能够抵消更加开放和脆弱的情绪状态可能导致的任何风险。积极的自我保健和丰富的社交关系，是调整我们个人情绪光圈的方法，让我们能够避免产生精疲力竭（曝光过度）和倦怠心理。

修复我们生活的世界

共情能力是一种后天能力，其培养取决于我们成长过程中的社会交往活动和社会环境，也是人类进化所固有的一个方面。换句话说，个人遗传的共情能力，到底是得到最大化利用，或是完全被扼杀，完全取决于我们大脑中共情能力机制的激活和行使程度，而在孤立状态下，这些大脑机制无法得到行使。事实上，个人的孤立状态对共情能力的发展颇为不利，因为正如我们前文所阐述的那样，共情能力必须在我们婴幼儿时期阶段，通过与我们照顾者之间的互动，来实现发展和调节。这种调整的过程，在我们刚刚进入成年时期的社交活动背景下，能够得到进一步的强化和完善。

正如我们已经表明的那样，共情能力的培养，最终取决于我们与自我关系的质量。我们很难向他人表述自己都尚未察觉的感情或信息，当我们对自己心怀愤怒，或因为既存的缺陷或失败，而在自己的内心里存在苛责自我的负面信息时，仅仅是善待他人这个简单的举动，也会变得十分困难。但让人倍感矛盾的是，在我们能够对自己无法逃避或推卸的不足和缺陷表示共情和怜悯时，我们就能够更加自然地表达对他人的怜悯和共情。因此，一个不完美的你，对他人来说也可以成为一个伟大的你！

犹太教中包含了一个叫作修缮世界（tikkun olam）的原则，或被理解为对世界的修复。这个原则的核心概念是：在我们的一生中，每个人都有义务让这个世界变得比我们继承它时更加美好。这一原则包含了一种精神层面的境界，即要求每个独立的个人，都能够在恢复这个世界原本神圣的完美状态的过程中，贡献自己的力量。然而，仅凭我们个人的力量，并不能让这个世界达到完美的状态。同样，期待我们凭借自己的力量，就终将能够让这个世界变得完美，是不存在的，因为人类的缺陷是永远存在的。那么在这样的情况下，为什么修缮世界这个概念或原则依然如此吸引人？

通过我们的生命，为我们所生活的世界带来积极的影响，即在修复这个世界的过程中，贡献自我的力量，即涉及了个人的诉求，也涉及了个人的使命，因为这一原则让我们产生了这样一个诉求，即通过实现最好的自我去创造一个美好未来。这个原则也需要个人的使命，是因为它鼓励我们去思考自己一生奋斗的结果，将能够为子孙后代留下什么遗产。这两个主题，在我们进入人生的下半程时都变得尤为突出。在我们已经建立的亲密或一般的人际关系中实践共情能力，是我们可以实现的最重要诉求之一，这有助于确保我们留下的遗产是为子孙后代创造一个更加善良、温和和更有爱心的世界。

保持乐观向前看

最需要实践共情能力，也是最至关重要的一个领域，就是对子女的照顾和抚养，因为未来几代人的健康状态都取决于此。老年人在抚养子女中发挥的至关重要的作用，常常被孩子们或我们自己忽视。

对于自己的孩子来说，到了人生后半程的成年人是非常重要的人生榜样。发展理论学家已经将生命的后期阶段认定为人类的创造力、道德思考、解决问题的能力、消除偏见和成见，以及各种形式的自我接纳能力等能力发展成熟的一段关键时期。无论我们是尚且年轻的成年人的父母或祖父母、老板、同事、导师或运动教练，都能够在塑造年轻孩子的世界观上起到至关重要的作用，因为这个阶段的年轻人不仅仅是为了生存，还希望能够在自己继承的世界里茁壮成长，蓬勃发展。

"逆向指导"是一个最近才创造出来的新术语，这个术语改变了技能习得的传统概念。传统的概念将其定义为：由老年人向年轻人或缺乏经验的新手进行传授的单向行为。相反，逆向指导传达的概念是，工作场所的技能习得是一个双向流动的行为。年轻人与年长者都可以从对方身上学习，双方也同时具备了向彼此提供不同技能组合的能力。这种相互作用和互惠的关系，增加了对彼此观点和角度产生移情的概率，并能够针对眼前的问题产生更多样化的和成功的解决方案——同样的情况可以发生在职场，也可以出现在生活场景之中。

老年人也同样能够模仿一些通常与老年人无关的行为或活动，例如好玩心态。据亚马尔和基安的描述（Yarnal and Quian），充满玩心的成年人往往都是"活跃的、喜欢冒险的、性格开朗的、精力充沛的、友好的、有趣的、快乐的、幽默的、冲动的、外向的、善于交际的、自发性的和让人意外的"，而让这些属性或定义与老年人产生关联，就能够驳斥衰老就等于变得无趣这一谬论。这些属性的吸引力也让年轻人想要了解，如何成为一个充满玩心的成年人，而想要"了解作为一个年长的成年人是什么样子"，则成了培养共情能力的一个核心因素。好玩心态能够强化不同年代人群之间的联系，同时，保持终身的好玩心态，能够有助于避免产生社会脱节感和孤独感这两种负面情绪状态，并避免其对中老年人的身体和情绪健康造成的非常严重的负面影响。老年人身上的好玩心态是一个重要的品质，有助于帮助孩子们塑造发泄负面情绪更强的渠道和能力，而且保持良好喜悦心态的人也能够享受到各种各样的健康益处。此外，让我们的孩子变得更加健康、更具弹性，同时在面对生活的压力时能产生更有创意的应对策略，则是富于玩心的老年人能够留下的一种有效遗产！

行动中的共情

老年人有一个极好的机会来为自己的后代呈现共情能力中最重要，却常被忽视的一个方面。亲社会行为（或利他行为）是一个专注于满足或支持他人的需求或理想的概念，换句话说，亲社会行为是共情能力在行为层面的体现。共情行为的社会效益在人类文明崛起之初就已经充分体现，两千多年前，一个愤世嫉俗者和怀疑论者向公元前1世纪时期的学者希勒尔（Hillel）提出挑战，要求希勒尔在单脚站立的情况下，教授完犹太教的全部成文法律，希勒尔（Hillel）对这个挑战的回应是"己所不欲，勿施于人"。耶稣后来也做出了类似的声明："你们愿意人怎样待你们，你们也要怎样待人。"无论是哪种表达方式，传达的信息都十分明确，即每个独立的个体并非孤岛。人类是相互联系的生物，而我们相互作用的性质塑造了我们自身和他人。

共情能力是人类社会的黏合剂，共情能力让我们能向他人敞开心扉，建立彼此之间的关系，并向他人传递信号，表示我们愿意接受对方，且能够提供陪伴和帮助。从我们与人生伴侣之间建立的亲密关系，到我们所在的更大社会群体中与他人建立的深刻联系，在继续维持我们在人生后半程中的身体和心理健康中，共情能力都发挥了重要作用。下文提供的练习方法，能够帮助你建立和强化自己的共情能力机制。

构建开放的心灵：建立共情关系的冥想训练

以自己感觉舒适的姿势坐在自己最喜欢的椅子上，自然而然地放缓和深化自己的呼吸，跟着自己呼吸节奏的调整，让自己的意识进入平静的状态，并让身体和心灵感到安定。保持该循环几分钟，不断进行呼气和吸气练习，在舒缓心灵的同时慢慢地放松自己的身体。

准备就绪后，闭上眼睛，保持呼吸的节奏和频率，在保持平静心灵的同时，舒缓地放松自己的身体。通过头脑和身体的放松，你已经开始打开了自己的心扉，并让你的大脑做好随着共情能力的拓展而重塑的准备。共情能力，让你能够在自己的内心感受到他人内心正在经历的情绪或体验。通过共情，你可以暂时接纳和体会他人的经验，只有这样，你才能够不带任何批判心理，真正体会到对方的角度和想法。共情能力创造了一个至关重要的感情纽带，让你能够敞开心扉

276

体会他人的感觉。

联想那些让你心心念念牵挂的人，选择一个你愿意付出更多共情的人。此时的你，愿意选择谁来给予更多的共情，并发展一个更加深入和令人满意的关系？你想要和谁一起构建更加积极和充满关爱的联系，并摆脱负面情绪的负担？反复回忆那些与这个人有关的画面和记忆。在专注于这个人的脸和那些一起度过的时间的同时，请注意你自己身体所产生的情绪，你是如何意识到这些内心情绪的？你的身体产生了什么情绪？关注你与这个人以及你们之间的人际关系的深度、性质和感情色调。

现在，把自己想象成一个具备独特技能的艺术家。你知道如何搭配和使用一种特殊的颜料，当你将这种颜料刷到自己的心脏上时，能够产生共情能力。通过你的颜料刷，你可以向他人敞开自己的心扉。你的共情力之刷，让你能够体会他人的情感。

将这个共情力之刷放到你的内心，感受对方的爱、悲伤、伤害或愤怒。通过敞开自己的心扉，你可以通过宽恕体会对方的痛苦，理解、包容和同情对方，简而言之，不断地练习自己最基础的接纳能力。

我们每个人都在试图让自己的需求得到满足，而我们需要彼此来实现这一目标。我们并非自给自足的孤岛，也不能够完全依赖自己来满足自身的全部需求，我们彼此需要。也许有时，我们表达这些需要的方式令人难以接受，有的时候你可能被自己关心的人伤害或冒犯。哪怕只是回忆这些经历，你可能都会注意到自己仍能够感到当时的痛苦情绪，并意识到这些经历给自己的身体造成的负面影响。关注自己的身体发生的此类变化，无须带有批判态度，关注即可。

在你的心灵上再刷上一层共情的颜料，感觉自己的内心变得更加开放，让这些情绪进入你的内心，尽管一开始可能很困难。在向他人敞开心扉并保持接纳心态时，设身处地去领会他人的情绪和感觉。当你这样做时，共情能力的神奇效果就能得以扩大。对于他人正在经历的任何负面情绪，你的反应都可以得到缓解。与此同时，当你抱着开放但不批判的态度来体会他人的情绪时，他人正在经历的负面情绪也可以得到缓解。不断坚持这个练习，慢慢地降低或改变自己在面对任何负面情绪时试图关闭内心的倾向。逐步地替换自己的条件反应性——共情能力的主要敌人，将其变成保持向他人敞开心扉的能力，即便对方正在表达的情绪极为负面。在训练的过程中，一旦出现任何负面情绪，就可以再刷上一层共情的色彩——你只要确保自己共情的能力和空间保持敞开。在此过程中，保持呼吸的缓慢和平稳。每当你发现自己保持向他人的情绪敞开心扉的能力出现动摇时，就给自己的内心再刷上一层共情的色彩，并将注意力拉回到自己的呼吸上。

通过不断的练习，你对他人保持共情心的能力可以得到发展。但是，练习的好处远不止于此，经常锻炼自己对某个人抱有共情心的能力，可以有助于让你能够对很多人产生共情心。你共情的能力变得越强，你在与生命中出现的很多人进行交往时的信心就会越强。无论对方的情绪或感受如何，你始终都能够理解他们，并接受他们最真实的状态。你可以利用自己的共情技能，来构建自己和他们之间更强的沟通桥梁，建立一段更具合作性和互惠互利性的人际关系。通过不断锻炼和培养个人的共情能力，我们就能够为自己后半程的人生添上更多黄金般的价值和色彩。

第 11 章

人际关系，发掘亲密盟友

—————————— 原则8 ——————————

所有真实的人生都在会面中体现。

——马丁·布勃，近代哲学家

核心概念

·人类大脑的构造天生就决定了人类对社会联系的需求。

·我们在生命的早期形成的社会关系的类型和强度，能对贯穿我们之后一生的社会关系产生深远而持久的影响。

·学会建立、发展和维持健康的社会关系，为我们提供了一系列保护健康的好处，尤其是在人生的后半程。

·我们的身心健康，取决于我们的社会关系为我们提供的人生意义、目的和方向的效果和状态。

·对个体的自我发展的最佳衡量标准，就是他或她在家庭、社区和整个社会中与他人建立的社会关系。

孤独是人类最原始的恐惧

经历了丈夫早逝的贝拉已经80多岁了，她最近面临的问题是，要从自己一手将孩子们抚养成人，并独自生活了数年的家里搬出去。她即将入住一个新社区开办的老年护理机构，在那里她可以同来自相似背景，且处于相似人生阶段的人相处，可以进行日常活动，获得帮助、资源和所有类型的医疗保健服务。然而，在考虑是否搬出去的时候，她做出了这样一个尖锐的评价，即"担心自己在那里会感到孤独"。客观地说，她这样的恐惧完全没有依据，因为老年中心精心设计的日常活动流程，让她时时刻刻都能够与其他老年人互动，确保她几乎不会有一分钟的时间来感到孤独。

而现实的情况是，贝拉所说的恐惧并非指社会的孤立性，即缺乏与他人实际的身体接触。她所说的是寂寞感，是一种在心理或存在意义层面与他人断开联系的孤立感，这也是我们人类最原始和本能的恐惧之一。一首在2500年前写的诗篇就体现了这种恐惧，诗篇的作者大约已经上了年纪，写道："当我年迈，不要扔下我；当我力竭，不要抛弃我。"

贝拉也表示了同样的恐惧，她对孤独感的恐惧，充分体现了我们对那些承载了记忆的地理位置或具体物品（如贝拉的老房子）所产生的感情和归属感有多么强大。尽管如此，要面对孤独和遗忘导致的存在主义上的恐惧，我们需要动态的、充满活力的、有血有肉的人际关系。

社会关系的纽带作用

我们身上隐藏着强大的力量，它可以影响我们形成社会关系的能力。例如，克里斯蒂安·帕斯瓜勒塔（Cristian Pasquaretta）领导进行的研究结果表明，在那些"最聪明"和最具备宽容能力的社会性动物中（灵长类动物），我们同样能发现，它们大脑网络中人信息流动最为高效。换句话说，有来自神经科学的证据表明，我们的社会关系在大脑的塑造中也能够发挥作用，并使我们能够做出更为发达的社会行为。

人是社会性动物，而最小的人类社会群体就是对子，即两人一组的社会群体。最基本的对子形式是一对母子，而一对已婚或确定固定伴侣关系的成年人，则构成最基本的社会单位元素，成为他们周围更广泛的社会群体赖以构成的基础。这些社会关系纽带的强度可以持续一生，但这些关系也不断遭受人生后半程失去亲人所带来的检验。值得庆幸的是，我们与他人之间的这些社会关系，可以通过不断深化我们与自我的关系而不断地强化和发展。

从某种意义上说，我们与他人联系之间产生的化学效应的确会涉及实际的化学变化。当大脑奖励中枢充斥着被称为抗利尿激素和催产素的微小分子时，我们能产生建立持久人际关系的强烈欲望。人类和其他会重视对自己后代的关怀和养育的哺乳动物，是这个世界上唯一能够对这些控制关系缔结的化学物质产生生物敏感性的存在。没有这些化学物质，自然界就不会存在长期的配对组合关系。没有高水平的催产素，就不会存在家长们对后代持之以恒的主动养育。

当然，社会关系的缔结过程，并不仅局限于这些化学分子找到自己的受体目标的过程，人类的五种感官也全部都参与到社会纽带的缔结中来。大多数人应该都听说过信息素这个概念，即气味分子会引起对潜在配偶的求爱情怀。但是信息素不会单独起作用：所有的五种感官都需要参与到社会关系的缔结中去。

在南极洲的岩石海岸，成千上万的帝企鹅巢处在公共的聚居地。每组雄企鹅和雌企鹅的组合会产下一个企鹅蛋。雌企鹅在产完唯一的一枚企鹅卵后，步行近120英里到海洋中去觅食和补充营养，在这一漫长时期里，雄企鹅会尽职尽责地守护小企鹅不受地球上最恶劣的气候条件的损害，并耐心地等上好几个星期，直到雌企鹅回来后，才会自己步行去海里觅食。极度忠诚的企鹅家长们，能够通过独特的叫唤声，从成千上万不停移动的企鹅中找到自己的伴侣和小企鹅。对于帝企鹅来说，它们的叫声就是巩固它们之间关系和纽带的胶水。

情感依附模式的印记

人类的右半脑是专为模式识别而生的，而这些模式基本上发生在我们意识以外的地方。尽管如此，这些模式依然强烈地影响着我们形成社会关系的方式及对象，因为人类的右半脑能够注意到那些被有意识的头脑忽视的东西：语音模式、习惯性的面部表情、情绪的觉醒，以及哪种情绪会占据主导地位，对爱和亲密关系的需求的表达，等等。最终，右半脑能帮助我们了解，什么是安全和可靠的，并提供指导，让我们可以快速决定，在与他人相遇时是应该接近还是避开。

这些都是情感依附的基本要素，而这些依恋的模式，在生命的早期就已经悄然形成。在人生的第一年，人类的右半脑通过孜孜不倦的工作，来跟踪这些非语言的、情感丰富的关系模式，并对它们进行编码，以了解什么是能够让我们感到安全和保护的，什么是能够让我们感到被需要和被爱的，什么能够鼓励我们的独立和自信，以及什么信号代表威胁和危险，等等。这些生命早期留下的印记会陪伴我们一生，即使我们通过持续的关注和反复的训练，通过神经可塑性大脑来修改或重塑这些印记。

社会依恋模式，仍将在我们人生的下半程继续在我们的生活中发挥核心作用。这个事实不因任何情况而改变，会改变的只是我们注意这些模式背后不成文规律的能力，以及这些模式对我们日常选择产生的影响的方式。通过增强我们对自身背负的社会关系原则的意识，我们将掌握撰写全新规则的能力，并使我们的生活变得更加丰富多彩。我们可以追求能带来更大满足感和充实感的人际关系，而这将在个人关系中灌输建立更丰富的感情深度的更强能力。借此，我们可以克服生命早期的生活经验遗留下来的任何社交限制。

我们与他人的关系提供了社会环境，使我们能够制定出与自我的关系。正如心理学家和依恋理论领域的专家戴维·沃林（David Wallin）所说的那样，人际关系涉及了一个"社会生物反馈"机制，让我们能够学会如何调节自己的情绪。在这个过程中，我们能够更好地让自己的各种情感需求都成功地得到满足。

沃林的研究一直以来都专注于重新制定强烈的依恋关系作为心理健康的基础的重要性，但是越来越多的证据也表明，社会关系对身体健康也有巨大影响：

·我们的社会关系塑造了我们在如何保持身体健康方面做出的选择。

·我们倾向于模仿社会关系中其他人的健康行为（饮食、控制体重、运动水平、吸烟和饮酒模式等）。

·随着年龄的增长，社交关系网的缩小也会导致健康风险的出现。

·长期照看病痛缠身的伴侣意味着，提供照顾的人也存在更大的患病风险。

你的大脑获益于社会关系

"我们可以为自己与他人之间，自己与卓越的人物之间的关系所做的最好的事情，就是让我们与自己之间的关系变得更加自觉。"詹姆斯·霍利斯（James Hollis：荣格派分析师）这样写道。

想要更好地"意识到"我们的反应、我们的情感以及我们的选择，涉及一种十分日常的启迪模式，且这种模式更多是与我们自身的心理警觉性和意识相关，而非什么能够改变世界的见解。当你采用我们在前文中提供的那些与睡眠、营养、运动、灵活性、好奇心和乐观心态有关的简单训练方法后，你将能感到与自我的关系发生了积极的转变，这些训练同样能够帮助我们打开改善与他人社会关系的大门。鉴于我们存在"社会生物反馈"的机制，正如沃林所提及的那样，与他人之间更加开放和亲密的关系能够给予我们的奖励就是改善自身健康和福祉的更强大能力。

我们与他人之间建立的弹性人际关系越多，就能以更充分的准备，来在我们的内心建立坚实的情感基础。然后，当我们面对这些社会关系不可避免的中断或损失时，我们可以更快地从这些伤痛中恢复过来。个人通过开放的头脑和心灵建立起的社会连接关系的消长，能够同时给双方带来巨大的好处，即使此种人际关系正面临丧失。当我们加强自己的个人与社会关系时，我们就变得更加能够接受生活带给我们的任何惊喜或惊吓，同时能够享受到人生的快乐。正如C. J. 荣格指出的那样：

我一直以为，当我们接受事物的时候，它们总会以某种方式俘虏我们。这原来是完全错误的理解……于是我现在打算全身心地参与到生命这场游戏中来，虚心地接纳一切发生在生命中的事情，无论好或坏，因为阳光和阴影永远是交替出现的，并且，通过这种方式接受我自己的本性，无论是正面还是负面，因此，生命中所有的一切对我来说都变得更加生动而有活力。

接受事物的本来面目，并不意味着接受它们将永远不会改变这一概念。矛盾在于，不管何时，当我们选择接受事物本来的面目时，事实上反而增强了自己在下一刻做出积极的变化的能力。我们能够实现进化式的发展，即我们通过一个又一个微小的改变，可以实现稳扎稳打且循序渐进的实践。

学会接受我们通过自己的社交网络得到的反馈，使我们能够以更高的灵敏度、更低的防御心和更多的慈悲心来对这些反馈做出回应。以这种方式建立的健康的社会关系，可能大大改造与这些社会关系相关的个体。更丰富多彩和更愉快的人际关系会随后出现，并能够进一步地加强社会纽带。

社会关系不足则可能导致诸多的不良健康后果，例如，在2003年，预计美国当年花费在医疗健康上的费用为1.3万亿美元，其中至少75%是因人们的生活方式选择所造成的健康疾病而产生的成本。这些不健康的生活选择导致了肥胖、糖尿病、哮喘、心脏疾病、吸烟和酗酒相关的疾病等，而自那以后，问题依然不断恶化。

我们并不是说导致所有医疗问题的原因都主要是由于缺乏社会联系，毕竟，政府和文化方面的决策，包括空气和水质、养殖规范、健康保险政策、住房和教育补贴等都能同样能产生巨大的影响。然而，个体行为选择受到个人与他人之间社会关系的质量影响很大，并且同样也是导致这些健康问题的诱因之一。但是为何人们在知道存在更好的选择的情况下，仍然选择继续那些威胁健康的行为呢？为什么我们甚至在自己想要改变的时候仍无法做到呢？

当我们的行为改变具备更深层次的个人含义时，我们做出改变的意愿将更为强烈。研究发现，只有当个体的内部变量（如自尊心）和存在社会关系之中的外部变量（如感到被爱的感觉）被联系到一起时，人们才会更有可能做出那些可以改善自己健康状态，并增强自己幸福感的变化。当我们与其他人接触并发生联系时，意义成为最重要的事情。

判断我们对社会的意义

评估自己在下面列出的每个范畴中的进展，所有这些范畴都为你提供了支持，让你将想要改变的欲望变成积极努力改变的行动。每个范畴都提供了两个对应的描述，每组描述中，前者与社会关系有关，而后者则描述的是与内部品质相关的信息。范畴描述如下：

1. 我感到被他人关爱。/ 我拥有积极的自尊心。

2. 在做出重要决定时，我不觉得自己是一个人在战斗。/ 我有明确的目标和计划。

3. 我已感到他人对我的尊重和倾听。/ 我了解自己的恐惧和焦虑情绪。

4. 我感到他人对我的支持。/ 我拥有个人的自主性。

5. 我身处的环境充满了新的学习机会，并且我是其中活跃的一分子。/ 我受到了问题的挑战，而我乐意去寻找答案。

6. 我相信生活中那些关心我的人。/ 我相信自己。

在每组描述中，你选择第一个陈述的次数越多，就越有可能成为一个强大的社会网络中的一分子，并体验伴随而来的，让大脑保持年轻与活力的好处。如果测试结果并非如此，那么你的答案也同样可以成为一个跳板和出发点，强化自己与其他人之间的关系。

上文给出的六对描述强调和优化了我们的讨论，讨论中心从独立的自我转移到了构成分子之一的自我，而这个自我处在一个更大的社交关系网中。这个社会情境下的自我，能够让个体发挥自己的最大潜能，以实现最大的回报。大多数情况下，这些回报来自于为他人谋取利益而采取的行动。

更明确地说，研究表明，当我们面临所谓的社交困境时，如果我们有权利在做利于自己的事情和做一些风险更大但有利于他人的事情之间做出选择，那么大多数人表示，自己会选择风险更高但更为利他的做法（以他人利益为导向）。但是我们都知道，说到和做到是两回事，因此，研究人员决定进一步推进这项研究。例如，后续的研究探索了人们愿意给毫不相干的陌生人捐献肾脏的原因——这也是一种较为极端的利他主义行动。

一开始，科学家们非常怀疑，到底需要什么样的动机，才能够促使一个人愿意承受一系列的手术，从自己的身上取出一个健康的器官并捐献给一个陌生人。研究人员邀请了专业的心理学家来采访这些潜在的器官捐赠者，试图找出他们身上存在的问题。心理学家最终失败了，他们没能发现预期中的心理问题，反而发现了一些更为重要的东西。研究结果一致显示，这些实际上已经捐献过肾脏的人，最有可能在自尊心测试中获得最高得分，并表现出全方位的幸福感，因此一个新的结论出现了：积极的社会关系的影响能够促进个人的蓬勃发展。然后，当这个人遇到一个机会，可以遵循自己的社会意义原则引导时，行动往往能使他人受益。人类世界不同的传统智慧一向主张人们通过为他人服务，实现更高效果的本性表达，而现代科学也为这一说法提供了确凿的证据作为支撑。

为你找到生命的意义

维克多·弗兰克尔（Victor Frankl）是一位杰出人物，在第二次世界大战爆发之前，弗兰克尔医生一直在维也纳以执业精神科医生和研究人员的身份工作，而他的妻子、父亲、母亲和哥哥都被逮捕并送往纳粹集中营，仅仅因为他们是犹太人。在同一批被送往集中营的人中，他是唯一幸存下来的人。在那样一个人类内心的善良和生存的机会一样渺茫的世界里，弗兰克尔医生坚持每天辛勤地给死亡集中营中的囚犯灌输希望，以对抗致命的绝望情绪。

当他终于在1945年得到自由后，他将自己在集中营里的观察和发现发展成了一个全新的治疗方法，并因此而享誉全球。他的研究的核心是：承认人生意义和目的在生活中的核心作用。他提出，生命的意义和目的不仅会充实一个人的生活，并且生命意义和目的的缺乏实际上可能缩短人的寿命。他认为，生命的意义应该远大于生存。在他的著作《对人生意义的无声渴求》（*The Unheard Cry for Meaning*）中，他写道："事实是，随着生存的挣扎逐渐平息，问题开始出现：我们生存是为了什么？今天，有越来越多的人具备了生存的手段，却丧失了生存的意义。"

当我们步入人生后半程，我们最重大的责任之一就是回答弗兰克尔提出的问题和挑战：你人生的意义和目的在哪里？这个问题越来越多地被婴儿潮时期出生的老年人提及。按照传统的规范，当我们达到一定的年纪，我们就应该从人生的舞台隐退。如同拍打在岸边的海浪，每一代人在退隐之前都有机会释放属于自己的灿烂，然后在能量耗尽后，腾出空间，让位于下一波即将来临的浪潮。

一个全新的模式则表达了不同的观点，这个模式认为：**80岁是全新的60岁**，而不断提高的预期寿命也支持了这一观点。正如弗兰克尔所主张的，生活的方式永远无法取代生活的意义。正在老去的婴儿潮一代人正在响应这个号召，并向作家马克·弗里德曼（Marc Freedman）在自己的著作《重返人生舞台》（*Encore*）中所描述的那样，这群人正在发掘自己在人生中的第二场精彩演出。弗里德曼的研究发现，刚刚步入50岁的人群身上存在几个共同点，都与社会关系相关，并都将社会关系作为刺激积极的社会行动的一个途径。共同点如下：

· 他们认为自己的人生在经历传统的退休年龄之后还存在另外一个积极的职业生涯阶段。

· 他们寻求第二职业的比例比以往任何时候都高。

· 他们的追求大多不是为了钱，而是更专注于寻找意义和目的。

· 对挣更多的钱不再有太大兴趣，而是致力于寻找机会来施展抱负。

心理医生和牧师韦恩·穆勒（Wayne Muller）则采取了不同的方式来寻求人生的意义，与弗里德曼通过行动寻求人生意义的做法不同，穆勒专注于人类内心对"我是谁"这个概念形成的心理和情绪的清晰认知更感兴趣。这样一种清晰的认知，让我们能够更好地向外部世界体现内在的自我。他重点关注了四个问题，我们也希望你可以要求自己回答这四个问题。留出一些安静的、不受干扰的时间，让自己能够对这些问题进行思考和冥想，允许自己通过一段时间的反复提问，来找到令自己满意的答案。这四个问题是：

· 我是谁？

· 我爱的人是谁？

· 如果知道自己将要死去，我应该怎么活？

· 我有什么礼物可以送给地球这个大家庭？

反复回顾和思考这四个问题，每一次你找到的答案，都能够变得更加成熟和更加的由衷。这些问题并不是什么章节小测验，你可以回答一次，提交答案，然后进入下一章的学习。它们更像是打下坚实人生基础的一张蓝图，让你可以在这个基础上实现有意义的人生，而这个建设的过程需要持续和周到的完善。你很轻易可以看到，穆勒的问题和弗里德曼一样，引导我们关注从个人的内心到外部的世界、从个人到更大的社会世界，因为我们每个人都是其中不可或缺的重要组成部分。

大多数的信仰传统都会强调，我们太过短暂的生命是何其珍贵，但同时也强调，作为个人，只有我们在通过自己的行动为他人和我们与他人共同生活的这个世界提供服务的时候，我们的人生才充满了活着的意义。似乎在所有的传统信仰中，我们都能够找到一个普遍存在的原则，并从而超越了这些传统的信仰。这种哲学的角度也超越了个人层面，并将每个独立的个体看成一个更广泛（或许更为神圣的）整体的一部分。

印度教相互问候的合十礼（namaste）的真正含义是："我向你

内心的神圣低头"。通过这个角度来看待彼此，立刻能够让我们在见到对方时评判对方的倾向偃旗息鼓。你看起来怎么样（与我相比）？你快乐吗（与我相比）？你是否正在努力抵抗某些让你沮丧的事情（比我更挣扎）？你是否很成功、功成名就、得到认可、很受欢迎等（与我更好）？通过压制对他人进行判断、评估和比较的趋势，并同时承认，我们每个人的重要性和意义都远远大于我们身体各部分的物理总和，我们就能够转变彼此相遇的方式。于是，我们能够平等地问候对方，并能够通过相遇充实彼此的人生。

人际关系有意义的人生

在老去的过程中依然保持身心年轻的一个关键落脚点，就是不断地完善对下列问题的答案，即："我们是谁？""我们作为社会性的生物将如何生活？""我们如何实现这些生命的目标？""我们如何才能将彼此之间的偶然相遇转变为两个得到启发的个体之间的会面，并渴望能够与对方合作并竭尽自己全力为对方谋利益？"接下来的章节将概述我们可以采取的措施，但首先让我们了解一些必要的背景知识。

在19世纪后期，一个年轻人出生在奥地利的维也纳，他的母亲，在没有任何解释或预警的情况下，抛弃了他和整个家庭，而当时年幼的马丁·布伯才刚刚3岁。由于工作过度劳累并且遭受了严重的精神创伤，马丁的父亲将年幼的他送到祖父母处抚养。与十分关爱他的爷爷奶奶之间的关联，很有可能拯救了马丁的整个人生。他在自己生命早期的依恋经验——正面的和负面的，也可能有助于塑造他对人际关系的性质的解读，而这也成为他终生的研究兴趣，他的研究最高成果就是他享誉世界的著作《我与你》（I and Thou）。

在这里，我们需要为那些不了解这本著作的读者们提供一个简要的总结。布伯描述了两种主要类型的关系："我与你（I-Thou）"以及"我与它（I-it）"。最理想的关系类型是我与你（I-Thou）的关系，即双方都能充分地将自己呈现给对方，通过对彼此充分而周到的共享，双方都能得到提高，双方都能够承认对方身上的合十礼或神圣的火花。双方在分别时都能感到，自己得到了对方的倾听、验证和肯定。"我与你"这种关系类型将单一的"我"变成多重和复杂的人际交往经历："我们存在，我们很重要，而且我们所分享的生活具有意义！"

布伯写道："所有真实的人生都取决于与他人的交往。"他指的是不同的人在彼此相遇时实现"我与你"层面的深度关联。我们每个人都曾经有过类似的经验，哪怕会面的时间再短暂，我们都能够在与对方互动的时候感到对方在全身心地倾听我们，向我们敞开心扉，并在感受到这些反应时，触动自己的内心，并从而也做出善意的回应。这种类型的相遇可以发生在已经相伴50多年的十分亲密的人生伴侣之间，也可以很容易地发生在那些与陌生人交汇的短暂瞬间，如在公共汽车上、在飞机上或在收银台前面排队时。唯一的要求就是努力呈现最真实的自我，保持心灵和头脑对他人影响的开放性，并接纳交汇对方传递的影响。正如我们在前文所看到的那样，共情能力让我们能够在读取他人的情绪信息的同时，允许他人读取我们的情绪信息。在这样一种"我与你"类型的人际交互中，共情能力不断在交互双方之间流动。当我们能够结合对彼此内部状态的相互理解，我们之间的社会纽带将得到强化，并进而激活社会关系带来的各种健康好处，于是通往个人和共同的喜悦、满足和满意状态的大门将被打开。

而在另一方面，"我与它"类型的关系所涉及的是相互存在的缺失，或在另一方的实际存在的同时能体验到孤独。"我与它"类型的人际交互中，交汇双方尽管靠近了彼此，但二者之间的互动程度并不比远离彼此的情况好多少，而且这种类型的交互也并不是为了寻求对方能够为自己提供的信息。"我与它"类型关系的一些经典案例如下：

· 店员应该尽快完成收银，这样你才可以迅速的赶路去奔赴下一场重要的约会。

· 出纳员应该尽快完成取钱的手续，因为你马上要去做的事情非常重要，而且你是个重要人物，你的时间就是金钱。

· 打电话试图跟你分享一些信息的朋友就是在浪费你的时间，在等待朋友停下来的过程中，你开始感到焦躁和不耐烦。他们应该意识到你的真实需求，这样你就可以开始说出自己一直等着说出口的话，无论朋友们在说什么都不重要，你只需要利用他们，把他们当成心中抑郁情绪的发泄口和垃圾桶。

"我与它"类型的人际关系使交汇的对方成为配角，因为你才是主角。但是当你自己体会到类似的经历之后，就会意识到对方的感觉有多么糟糕。我们都曾经体会过被人当成配角的经历，当我们被他人当成了某种无足轻重的物品时，我们也倾向于通过描述物理状态的语言来表达自己的切身体会："我感觉自己好像缩小了。""我觉得自己被踢到了一旁。""我觉得自己就像是一块垃圾。"作为主角，我们开展的将不再是真正的双向互动，因为"我与它"类型的人际关系，在很大程度上就像是一条单行道，只有当对方能从我们身上获得他们想要的东西时，我们才具备存在的价值。然后，就像是一块垃圾那样，我们会被对方踢到一旁并遗弃，于是我们会"感到自己完全被利用了"！所有前述这些评论都反映了布伯"我与它"类型的人际关系中引发的失败情绪。

作为拥有超过50年临床实践经验的心理健康临床医生，我们已经无数次见证了"我与你"类型的人际关系，在塑造人们的生活方面，它具备的变革性的力量。很多时候，我的病人会眼含热泪对我说："这是我人生中第一次感到自己真正得到了倾听。"对于这些病人来说，真实地活着意味着真实地交流，意义重大（借用布伯原话的解释）。在自己的生活得到一个充满关爱的他人的见证或关注的时刻，对于这些人来说，就是自己作为人类潜力得到释放的时刻。社会联系，尤其是在人生的下半程，将帮助我们在面对疾病、退休、亲人或朋友的逝去等诸多挑战的情况下，充分发挥自己的潜力。尤其是在意识到我们自己的死亡正在逐渐靠近，并在人生的下半场尤为敏锐感觉到这一点时，社会联系的重要性将不言而喻。

巩固人际关系的行为

拥有较强和活跃的社会关系网络的老年人存活的概率增加了50%，对于我们来说，这难道不是促使我们学习如何建立、维持或改善自己现有的人际关系的最强大动力之一吗？对于近20%需要积极参与照顾生病配偶的老年人来说，保持与更大的社会关系网络的联系往往变得难以为继。当处于长期关怀和照料关系中的个人变得与更广泛的社会生活脱节时，他们产生孤独感和孤立感的概率会飙升。威廉·格南兄弟对这两种相伴出现的负面情绪的描述是："孤立和孤独感往往是在衰老过程中疏于对自我的照料而导致的。"在衰老相关领域进行研究的许多专家都认识到这一点，并同样认为，在衰老问题的研究上，我们面临的挑战不仅仅是如何活得更长久，还包括如何活得更精彩。科学家们已经确定了一些重要步骤，它们可以为个人努力保持与社会的联系方面提供支持。

Emlet和Moceri所开展研究的目的在于，如何解决衰老导致的诸多身体问题，其研究的重点在于，我们需要采取什么措施才能够建设老年友好型社区。他们的研究发现了能够支持更广泛的社会连接性的几个关键因素，具体描述如下：

·我们需要建立的社区应能够满足或解决哈佛大学通过即时老去换位思考装置（AGNES，在前文第10章中提到，这个装置要求年轻的志愿者穿上特殊的装备来模仿老年人在日常生活中的经历）所确定的那些因衰老而导致的诸多身体层面的挑战。

·我们需要建立能强调人际互惠互利关系（即创建"我与你"类型的社区）的社会角色。在老年友好型社区中，老年人不应被单纯地视为服务的接受者，也不仅是年轻人所生产的资源的消耗者。在老年友好型社区中，老年人作为可以通过积极参与包括志愿服务、家教/教学和辅导等一系列活动，并作为社区的重要贡献者，得到高度的重视，老年人将被视为可以向年轻人展示未来成长重要的积极榜样。

·研究发现，那些充满活力的老年人都是终身学习者。满足老年人好奇心的行为，被证实与在老年阶段保持大脑敏捷程度有关，对于那些患有阿尔茨海默症的人来说尤为重要。无论学习的方式是阅读小组，或是圣经学习小组，或一个非正式的社区教育小组，或是由认证教育机构提供的正式教育，有机会能够参与以小组为基本形式的学习过程，是与社会其他个体建立更深层次人际关系的一个重要途径。

·位于训练模式另一端的则是游戏时间的重要性，多项研究不断地发现在衰老过程中保持游戏时间的重要性。培养充分利用休闲时间的一系列有益方法，尤其是当休闲的活动能让我们与其他人建立联系时，能够很明确地赋予我们诸多健康益处，且这些益处的效果远远不止于让你提高自己保龄球的成绩或降低18洞高尔夫球的杆数。因此，请严肃认真地对待自己的娱乐时间，并充分享受它带来的好处。

·实现健康的老龄化和社会联系，同样也取决于我们能否尽可能制订有效的计划，来实现最优的自我疾病管理。自我管理并不意味着你需要亲力亲为，自己完成所有的事情，相反的，对于疾病的自我管理意味着你在自己尚可承受的时候，应尽可能自己完成可完成的事项，但也需要清楚地了解，何时以及如何通过利用各种支持性资源来满足自己的健康需求。健康的自我管理包括三个步骤：首先，要积极主动地关注和管理自己的健康状态。除了具备必要的自尊，察觉到所有的健康管理付出都是有价值的，我们还需要动机来采取适当的措施，管理自己的健康。其次，培养自己的健康素养。了解疾病如何对自己产生影响，让你可以最大限度地减少可能导致疾病恶化的条件，并同时采取措施，最大限度地加快恢复最佳健康状态的速度。再次，与自己的"医疗团队"创建紧密的关系，而"团队"这个概念本身就已经意味着社会联系。你和为你提供医疗服务的人可以共同做出决策，你们可以共同规划应该采取什么行动，并决定在什么时候需要补充额外的资源。作为一个团队，你们可以花时间来共同决定，应该采取哪些行动来影响你个人的健康。共同采取的决定和行动可以满足你整个身体的需求，而非仅仅狭隘地专注于某个特定的身体部位。我们已经认识到，要找到一个有能力并且有意愿来履行这样一种医疗伙伴关系的人并非易事，但这种做法能够带来的好处并不应该被低估。

人生中处处有沟通联系

我们每个人的生命都始于与他人的关联。脐带是真正意义上的生命线，它维系我们的生命，直到我们准备好进入这个世界。在脐带被剪断的那一刻起，我们就同时往独立性与社会性两个方向在向前发展。从未有人停止过试图让两者重新联合的努力，也从未有人能够凭借自己的努力获得真正的成功。

一方面，脐带的切断预示着我们从此刻开始了朝着实现个人的自主性和自给自足状态的追求。虽然我们有时可能需要依靠他人，但对独立性的追求十分强烈，并且与我们如何培养出自我尊严、自我信心和自我方向等意识密切地联系在一起。另一方面，脐带的切断也预示着，我们即将从此刻开始永不停歇地寻求与他人建立联系的方式，并建立我们在母亲的子宫里发育阶段曾经"了解过"的熟悉的安全性和舒适性。我们终生都在追求理想的伴侣，希望这个人在无须我们开口的情况下，就可以仅凭他/她自己的直觉就能够感知我们的需求和欲望。对独立性和社会性这两个相对目标的追求，方法可能多种多样，每个踏上了这个重要旅程的个体都可能拥有自己独特的方式。因此没有所谓的正确途径，也没有所谓理想的平衡。尽管如此，本章内容已经突出一些核心要素，你可以将这些要素与你自己独特的追寻方式结合起来，以达到你所期望的平衡。

我们在前文中已经介绍了，与他人建立联系的冲动如何帮助我们缓冲因为与世界脱节或孤独而产生的最原始的恐惧情绪，这种恐惧情绪往往在人生的后半程会变得十分强烈，有时候会随着每一年时间的流逝而加重。与此同时，培养自己倾听内心最深切地感受到的个人感情，并与其建立连接的能力，将有助于我们最终与他人之间形成的人际关系变得更加活跃。对生命目的和意义的挖掘，同我们在与他人的交往中实践"我与你"层面的人际交往的效果，是紧密联系在一起的。

萧伯纳通过提供服务来实现人际联系的精神，遵循他下面的这段话，可以让你向创造一个人生目的为导向的生活又迈进一步：

人生快乐的真谛的就在于，服务于一个被自己视为伟大的目的；成为自然的一种力量，而非狂热又自私的病态和不悦的集合，整日抱怨这个世界不愿意奉献一切来让自己开心。

我认为自己的生命属于整个社会，并且只要我活着，能够为这个社会奉献我力所能及的一切，将是我的荣幸。我希望自己在死去的时候，已经为它奉献了我的所有，因为我越是努力地工作，我的生命就越发充满活力。我为生命本身而感到高兴，生命之于我，并非什么"短暂的烛火"。生命之于我，就像是灿烂的火炬，而我有幸能够在一段时间内持有它，并且我希望，在将这个火炬移交给后代之前，能够尽我所能，让它的火焰更加明亮。

寻找生命意义的练习

人生最大的误区，

便是将生活当成一出独角戏。

放下身负的沉甸甸的孤独，随性参与

返璞归真，一切都在等待着你的回归。

——大卫·怀特

我们在本章开篇即阐述了韦恩·穆勒（Wayne Muller）提出的四个问题，在本章的内容中，我们回答了其中第二组的问题。这两组问题的答案可能最终都能够帮助大家达到同一个地方，都能够探索你的内心，并提取那些可以建立更美好未来生活的元素。

当你坐下来思考这些问题时，上文中诗人大卫·怀特所写的诗歌可以帮助大家集中注意力。利用自己集中的注意力来调整到更深层次的智慧，并摒除多余的杂念，然后，当真知灼见和问题的答案逐渐成为关注的焦点，就可以采取行动了。通过以下步骤，帮助将自己个人的潜力转化为生活的实践。

1. 我内心深处最想要体验的是什么？

2. 我内心深处最想要表达的是什么？

3. 我内心深处最想要创造的是什么？

4. 我内心深处最想要贡献的是什么？

运用你在阅读本书的过程中掌握和培养的集中注意力的技巧，每次向自己提出上述问题中的一个，然后在接下来的2～5分钟内将注意力集中于这个问题引发的想法和感觉。将这些想法和感觉记录下来，然后继续进入下一个问题。每次就一个问题进行练习，直到你完成全部的四个问题的练习。在接下来的几个星期内，每周重复几次类似的练习。

第 12 章

初心不忘，重塑成熟智慧

原则9

做真实的自己，这是人生的最崇高目标。做真实的自己，这是人生对你的唯一要求。做真实的自己，这是人生唯一的需要：只要做最真实的自己。

——芭芭拉·布伦南，美国影人

核心概念

·成为一个充分得到体现的、充满爱心和真实的自我，是人生的一大任务，我们所有人都仍在为此目标而不断奋斗。

·真实的自我，种子可在任何生活的经历中找到，其中包括我们所认定的成功和失败、胜利和磨难等经历。

·一个充满活力的大脑、一种活跃的思维和一颗开放的心灵，让我们有机会能够觉醒真实的自我，但是前述条件并不一定能确保后者的实现。我们必须学会深入倾听、理智辨别并勇敢地重视我们内心发出的寂静而微弱的声音，及其所传达出来的渴望。

如斯亚先生（Reb Zusya），一个正直的拉比，正处于弥留之际，他的信徒们围在他的身边，并十分惊讶地看到，他们的老师和圣人，这个被所有人尊敬并视为正确的思想和行为的典范的男人，因为害怕即将到来的死亡和审判而恐惧得浑身发抖。

"大师，"他的信徒说，"你为什么害怕上帝的审判？你终身信奉亚伯拉罕的信仰。一直以来，你像拉结（Rachel：雅各布的两个妻子之一，约瑟和便雅悯之母）那样照顾和关爱我们，你就像摩西本人那样一直对神圣的上帝保持敬畏之心，为何你会害怕上帝的审判？"

如斯亚颤抖着深深地吸了口气，回答说："当我来到上帝审判的宝座前时，我不担心上帝会问我这样的问题：'你为什么不能更像亚伯拉罕？'因为我可以回答说：'啊亲爱的上帝，你是所有人中最清楚的知道我只是凡人如斯亚，我不是亚伯拉罕，所以我怎么可能更像亚伯拉罕呢？'而如果上帝接着问：'你为什么不能够向拉结那样更贴心呢？'我可以回答说：'伟大的宇宙之主，因为你让我成为如斯亚，而不是拉结。如果你想要让我更像拉结，你就应该在创造我的时候就让我更像拉结。'而如果上帝这个终审法官问我：'你为什么不能更像摩西？'我可以回答：'啊我神秘的主人，我是谁？我是如斯亚，那为什么我应该要像摩西呢？'但是我因为恐惧而颤抖，是因为，我想上帝这个永恒的存在会问我另外一个问题。我相信上帝会问我：'如斯亚，那么你为什么不能更像如斯亚呢？'而当我被问到这个问题的时候，我怎能再回应？"

这是一个哈西德派的故事，拉比大卫·克明斯基（Rabbi David Kominsky）十分仁慈地同我们分享了这个故事，并将这个故事的经验教训用一句简短的话总结出来："我们并不追求成为完美的人，我们所追求的，是成为上帝让我们成为的人。"

要成为我们原本应该成为的人，看似一件十分简单的事情，因为你会问："我怎么可能成为其他人啊？"而对于其他人来说，这个要求可能令他们望而生畏。他们会问："成为我们注定要成为的人究竟是个什么意思？而且我怎么才能找出这句话的真实含义？"

对于大多数人来说，成为完全真实的自我并非易事。科学或自助方法，甚至是宗教，都没有直接为我们指出一条实现这个目标的康庄大道。要想成为自己原本应该成为的人，你需要进行大量的内心探索工作，而且这个工作如何展开，并没有明确的指导方针，因为这是一段我们必须独自完成的旅程。然而，有没有比成为完整的、深刻的、真实的自我更加重要的人生追求呢？当该说的也说了，该做的也做了之后，人生是否还存在一些真正重要的追求有待实现？

我们认为，寻求得到充分体现的、真实的自我的旅程，是贯穿人类一生的任务。只要我们还活着，这条道路就没有尽头，因为我们总是在不断变化，而且每一个新的时刻和环境都要求我们以全新的方式来应对。我们在本书前面所有章节的阐述都是为了完成这个任务而做的准备，我们提供的所有信息和方法都为这个任务的实现创造了条件，但我们仍无法担保一定能够实现。

毕竟人类有做出选择的自由，尽管看起来十分奇怪，但我们可以选择不成为完整的自我，而且我们大多数人在人生的大部分时间都做了这个选择。我们总是试图取悦他人，我们拿自己与他人比较，我们贬低自己，我们更加珍视其他人的追求，我们拒绝觉醒并了解事物原本的面目。而结果就像如斯亚的故事所指出的那样，很有可能是我们无法成功地活出自己的人生。

　　在本书的最后一章，我们希望能够为你提供某种类型的指导，能让你寻求到自己人生的完整意义，无论你现在处于什么年纪，无论你当前的健康状况如何，或无论你是否将自己过往的人生视为失败。好消息是，只要我们依然活着，只要一息尚存，我们就仍拥有唤醒真实的自我的时间，此刻开始，为时未晚。

唤醒真实的自己

> 此刻我成了真实的自己，
>
> 在茫然若失许多年后，
>
> 在飘零于许多地方之后，
>
> 那个真实的自我已经融化、扭曲
>
> 成了一副宛若他人的面孔……
>
> ——梅·萨藤

　　"一个人要成为真实的自己，需要花费的时间可能无比漫长"，帕克·帕尔默在著作《让生命发声》（*Let Your Life Speak*）中写道。

"在人生的旅途中，我们有多少次将自己的真实面孔掩盖于他人的面目之下。在我们最终发现自己内心深处的真实身份之前，我们的真实的自我又经历过多少次的融化或扭曲——这是每个人身上都存在的真实自我，也是活出真实人生的种子。"

我们中又有几个人不曾将真实的自我掩藏于他人的面孔之下，为了父母、老师或朋友的期待而活，拼命地想要成为另外一个人的样子？我们中又有几个人不曾感到真实的自我被动摇，不确定自己是什么样的人，或不知该如何在前进的同时保持自我的意识？花一点时间来思考一下你的横祸，你是什么时候开始放弃自己的？又是什么促使你做出了这样的决定？

最近与七年级的一群学生谈话，就已经让我们清楚地看到，对于这些孩子来说，放弃自我的过程已经开始了。我们谈到了抑郁症，他们对这个话题了解颇深，但可悲的是他们掌握的很多与抑郁相关的知识似乎都来自个人的不愉快经验，更令人惊讶的是导致他们挣扎和困境的根源。一个接着一个，这些孩子们尽管用了不同的表述，但他们都表达了同一个意思，即他们面对各种各样的期望，已经感到不堪重负。才13岁的年纪，他们就已经尝到了"活在他人面目之下"的痛苦。

帕克·帕尔默指出，这种与真实自我之间联系的丧失是童年时期常见的能力丧失之一，而在衰老过程中，我们人生的一个核心任务，就是重新找到"真实的自我"这个与生俱来的礼物："我们在自己人生的前半程往往无法意识到这个上天恩赐的礼物，那么——如果我们能够觉醒、意识并能够承认自己的损失——我们就能够在人生的下半程，试图去找回和恢复这种我们曾经拥有的天分。"

仔细阅读和思考下面这个由波西亚·纳尔逊写就的故事，故事说明了人类可以通过阶段性的觉醒来活出真实的人生：

《人生五章》

第一章

我沿着街道前行。

人行道上有一个深坑。

我掉了下去。

我茫然失措……我孤立无援。

这不是我的错。

我花了很长时间才找到办法爬了出来。

第二章

我再次沿着同一条街前行。

在人行道上有一个深坑。

我假装自己没有看到它。

我又一次掉了下去。

我简直不敢相信自己又掉入了同一个坑里。

但这次也不是我的错。

我还是花了很长时间才从坑里爬了出去。

第三章

我又一次沿着同一条街前行。

在人行道上有一个深坑。

我看到了它。

我还是掉了下去……这好像成了一个习惯。

我的眼睛是睁开的。

我知道自己在何处。

这次是我的错。

我立刻就从坑里出来了。

第四章

我又从同一条街走过。

在人行道上有一个深坑。

我这次绕开它走了过去。

第五章

这一次，我换了另外一条街来走。

　　如果这个故事让我们笑了，那是因为我们从故事里看到了自己的影子和我们自身的愚蠢。我们都曾掉入同样的深坑，犯过同样的错误，不断地重复那些愚蠢的尝试，哪怕我们在试过10次、20次甚至上百次后依然没有产生效果。一个好的心理治疗师或灵性导师能够帮助我们缩短觉醒的瞬间，并意识到自己正在做什么，但无论我们选择依赖一个导师，或是选择单打独斗，到了某个阶段，就必须觉醒并接受人生原本的面目，并清楚地意识到自己所处的位置，接受痛苦和损失一直都是人生旅程的一部分这个事实。实际上，我们很有可能是通过那些痛苦和失去才能觉醒。在这个故事里，你在哪里看到了自己的影子？处在当前人生阶段的你，在故事中应该出现在哪个章节？

想要发现真实的自我，我们需要掌握三个基本的技能，而我们在本书中一直在朝着培养这些技能的方向而努力，它们是：

·我们必须能够清楚地看到事实是什么（培养和提高意识的质量）。

·我们必须能够毫不畏缩地面对事实（拥抱诚实的品质）。

·而且我们必须能够读懂自己内心的信息（强化洞察的能力）。

这些品质并不是天生的，也不是很容易就能实现的，但是我们每个人都拥有实现这些目标所需要的天生技能。事实上，我们在一生中一直在通过我们宝贵的人生经历磨炼这些技能，因为每个人生经历，都可以成为促使我们觉醒的手段。三种能够最有效实现真实自我觉醒的途径都直接来源于生活经验，它们是：苦难（这是必然的）、喜悦（这是一种选择）以及渴望（这往往是隐藏的）。

大多数人因苦痛觉醒

我们大多数人都跟前面的故事中的主人公类似：因为直到我们无数次地掉进同一个深坑里，并每一次都遭受类似的痛苦后，我们才有可能开始意识到，自己其实不需要继续重复同样的行为。人生苦难的多样化的数量和类型，可能如世间千万人类那样繁多而不同，而我们每个独立的个体，在苦难上的经历也都不尽相同。但无论苦难的形式如何，我们的痛苦、失落或悲伤都可以成为觉醒的诱因。因此，我们最好能够尝试明智地去接受人生的苦难，而非抗拒它们。

这些想法的抽象性质，要求我们通过真实的案例来论证。我（埃蒙斯博士）将用我自己的故事来证明，只是因为这是我所知道的最好的故事，也是因为这对于我来说是最真实的故事。这是一个与职业有关的故事，可能引起很多人的共鸣，因为工作和生存占用了我们大部分的时间和精力，但觉醒的过程可以发生在生活的任何领域和阶段，无论你是否拥有一份工作，也不管你是年轻或年长。

我并没有活出自己真实的人生的第一个迹象，就是我考进了一所大学，并成了一名牙医学院预科生。我其实对牙科的任何东西都毫无兴趣，我这么做是因为我非常敬佩老家的一位牙医，并以为自己想要成为和他一样的人。我们很快就意识到这是个错误的选择，并改变了自己的专业，但是也只是微调——我成了一个医学预科生。因为这个调整看起来更加容易实现（因为我擅长理科），也因为每个我认识的人都认为这是一个非常伟大的职业，而且是一份我可以十分擅长的职业："我们需要你这样的人才来专研医学"，他们这么对我说。我并没有停下来问问自己，我做出这个选择是因为我觉得这就是正确的选择，或是因为这是我真正想要去做的事情。缺乏足够认识的我，错误地踏进了一个错误的领域，试图逼迫我前进的力量变得越来越强大，而我对其产生的抗拒也越来越强烈。

我没能按照适合自己的人生轨迹生活，诸多迹象已经变得无比明显，我甚至在自己收到医学院寄来的录取通知书时，已经意识到自己的心情其实十分沉重，也意识到，自己的同学看起来比我更加珍惜在医学院学习的机会，意识到自己对学习丧失了兴趣，也意识到自己在课堂上不温不火的努力和表现。我曾三次试图退学并转去神学院或研究生学院下属的人文学科之一，但是我的父母和我身边的每个人，似乎都对我的选择和现状感到十分满意（而且十分不认可我为了解脱而做出的挣扎和努力），因此我心甘情愿地压抑了自己的不断加重的不满情绪，并且我在接下来的整整15年里，一直继续压抑自己的本心！

　　拒绝聆听自己内心的真实声音所带来的痛苦，让本就十分艰难的医学学习变得更加艰苦。每一天带着如此沉重的内心抵抗情绪生活，证明了将真实的自我掩盖于他人面孔之下生活需要付出多么高昂的代价。尽管我不希望任何人走上跟我类似的道路，但归根结底，这是我自己的道路。

　　在开始我的精神治疗实践的短短数年内，每日操作那些我十分熟悉但内心仍在抗拒的医学模式，让我很快就呈现出诸多职业倦怠症状的迹象（倦怠一词似乎削弱了这段经历的深度和丰富程度）。我的直觉、我的个人经验、我的心灵（换句话说，真实的自我）都告诉我，要去从事一些不同的事情，去开展更加全面的实践，并更加关注健康和恢复力，而非局限于疾病本身的研究。但是医疗保健业务本身的性质和我自己内心对这个行业的抵触，让我很难看到不同的发展道路。

我当时清楚地知道，自己并不开心，但我并不知道如何才能改变这一现实。我感觉自己如同身处但丁所描述的地狱中，在这条被称为我的人生的道路中间，迷失了自己。

不过，这些不幸的遭遇足以让我觉醒。直到有一天，我终于承认，我无法再以那样的状态继续生活下去。我决定辞职并选择一条新的职业道路，无论这个新的选择会对我提出怎样的要求。我想说，也许是因为勇气，我才能迈出这巨大的一步，放弃一份稳定的工作和收入，并将自己的未来赌在一无所知的事情上。但事实上并非是因为我有勇气，而是因为我的人生已经到了一个临界点——我无法再继续违心地生活下去。换句话说，我已经受够了这种表我和自我割裂的生活，受够了无法将真实的自我排斥在工作之外的状态，因此，我别无选择，只能做出决定，让更真实的自我融入我作为一名心理医生的职业角色中。如果我不想这么抑郁地生活下去，那么我基本上是没有任何其他选择的，而事实上，我当时的确别无选择。

我们每个人可能都有让自己觉醒的故事，我们必须珍惜这些经历。我们需要让自己内心的世界走出阴影，让它能在个人和社会的交际中体现出来。我们不能再以割裂的状态继续生活，而诚实地承认我们的挣扎，并努力去解决它，能够让我们实现觉醒。然而，实现自我觉醒的道路并非只有苦痛这一条，并且很显然，这样的路径既不是最轻松的，也不是最令人愉快的，我们还有机会通过欢乐的途径实现自我觉醒。

在由衷的快乐中觉醒

约瑟夫·坎贝尔（Joseph Campbell）这个伟大的神话学家，因"追随你的幸福"那句名言而享誉世界。但这句话并非要求我们以自我为中心或成为自我迷恋之人，他真正想说的是，我们应该觉醒自我，意识到身边的喜悦，并让这种喜悦或幸福成为过好自己人生的指引。"敬畏之情能让我们进步。"他说。玛丽·奥利弗（Mary Oliver）在诗歌《当死亡降临》（*When Death Comes*）中表达过类似的情绪，她写道："当生命即将结束，我想说的是：在我的整个生命里，我都经历了无限惊奇。"

知道我们周围环绕着快乐，对生活充满了敬畏之心，并永远拥抱人生的惊奇——这样的人生听起来多么的壮丽，如果我们真的能实现这些目标，我们的人生无疑将十分精彩。伟大的人们不断地向我们展示这样的可能性，而我们则一再地否定和拒绝他们。或许，这样伟大的人生设想中的壮丽性，反而让我们感到它的遥不可及。

然而，这并非遥不可及的梦想，只是我们的思想让它看起来遥远而已。例如，我们往往将我们的人生看成一个不可分割的整体，并认定，它必须成为某种特定的样子，才能够称其为伟大，而关于这种样子的设想，往往是我们从其他人身上或流行文化或宗教信仰中得出的，我们因而忘了人生应以其本来的样子变得伟大。但是，我们可以选择珍惜我们现在拥有的生活，并从更小更琐碎的角度来评价它，因为一系列的小细节和小片段，随着时间的推移，也终将能够串联成一个伟大的人生。

我们拥有不断地进行选择的机会，而正是这些小的选择的累积，最终决定了我们的人生状态。我们每个人都必须在每一个时刻做出决定，例如如何利用我们的时间、将我们的精力放在什么地方、如何去思考或行动、我们应该关注什么或应该忽视什么，等等。哪怕我们看起来生活在痛苦的深渊，我们的身边也环绕着快乐，只要我们具备看到它的眼睛，只要我们能够做出快乐生活的决定。尽管说易行难，但我们确实可以做到，因为这并非一次性的决定，其效用也不是永恒的。我们最好是以循序渐进的方式，每次做出小的决策，从而以增量的方式，最终实现整体伟大的人生。

当我辞去工作时，我无法享受喜悦的指引，因为我当时没能看到，也没能感受到喜悦。我决定休假一年，并重新装备自己。于是我开始学习那些自己一直心中向往的事情，那些我发自内心喜欢，但作为一个医生不太可能可以实践的事情，比如节食、健身、自然疗法以及正念和心灵训练等。

这些事情一直都是我生命中最渴望得到的东西，相比我在接受医学训练的那些年以及从事精神病医疗实践的前几年中带着抗拒心理而不得不伪装出喜欢样子的事情，它们更接近我本质的天性。自从做出决定的那一刻起，到现在已经将近20年了，我也在确保自己不会彻底抛弃医生职业（因为在结合其他方面的研究的情况下，我发现自己现在已经能够适应这个角色）的前提下，渐渐地接受了那些自然而然出现在我生命中的事物。出人意料的是，最大的变化并非来自我所从事的工作内容，而是我越来越感觉到，我的工作中开始越来越多地体现真实的自我，我开始活得更像我自己。

但自那后，我也并没有开始不停地经历连续一系列的充满了幸福和快乐感的时刻。毫无疑问，我曾拥有过这样的时刻，但总体来说，我只是感觉到自己的生活恢复了正常，这是一种感到自己以十分自然而舒适的状态生活的感觉。但这种感觉并没有什么特别之处，以至于人们有时候会产生困惑，不知道自己是否在正确的轨道上前进。我们已经习惯于认定，成为最真实的（或"最高级的"）自我，是一件特殊的、与众不同的状态，而且当我们实现这个目标时，我们一定会感到某些强烈的积极情绪的产生。我个人的经验是，这有可能是个相当普通的过程，不一定会涉及任何特殊或强烈的情感，然而它却是我们可以实现的最令人满意的一种人生状态。

当你发现能够成为真实的自我已经足够时，并且当你知道，将真实的自我呈现给这个世界，可以在某种程度上让它变成一个更加美好的地方时，你将感受到深刻的喜悦（幸福）感。事实上，在此过程中回馈，似乎是一个能产生喜悦感的核心要素——毫无保留地向这个世界贡献你自己。你的贡献可能获得回报，也可能完全没有回报（至少在经济层面上没有），但无论能否获得回报，你仍需要这么做，它能给予你的将是更多的快乐。这并非什么最好独自享用的事物，这是值得与世界分享的东西，正如约瑟夫·坎贝尔深刻体会到的那样：

你必须奉献你的幸福，并与之成为一体。

你的奉献之光将无处不在。

STAYING
SHARP

让你的世界变得更加神圣，

追寻你的幸福。

因渴望而觉醒

实现真实自我的觉醒，还有第三条途径，这个途径不太常见，并不是因为它自身很罕见，而是因为我们很少有人会尊敬和掌握能够深度倾听内心声音的能力。这条途径就是，通过自己的渴望或向往，实现自我觉醒。这个途径要求我们进入灵性的范畴，并接触灵魂这一概念。对于一些人来说，灵魂就是"人类内心寂静而微弱的声音"。

灵魂常常通过一个安静的内心声音来表达，如果我们不认真仔细聆听，就很难听到或听懂，并且如果我们不擅长洞察，那么也很有可能错误地理解这个声音传达的含义。然而理解灵魂的含义也无须过于复杂，我们只需要将自己的注意力转向它，认真而仔细地聆听即可。

我本人也曾尝试倾听这种内心的声音，是因为我感到，自己的生活中好像缺失了什么，或生活轨道出现了偏离。因为不知道哪里出了问题，也不知道如何解决这个问题，我依然坚持自己的一个信念：问题的答案可能存在于我自己的内心。我并没有接受过解决类似问题的训练，在我的生活中也没有可以借鉴的例子，于是我寻求了他人的帮助。距离我开展医疗培训不远的地方，有一个本笃会修道院，我开始经常去那里放松身心。在那里，我学会了保持身体静止，学会了沉思练习，也学会了聆听内心的声音。后来，我开始转向精神领域，再后来，我接受了正念和其他形式的冥想训练。我慢慢学会了如何倾听自己内心的声音，但我并不总是这样做。

有那么几年，我选择了无视这个声音试图传达的信息，要么是因为我不相信它，要么是因为我根本不想听到它试图表达的信息。然而，这个内心的声音变得更加响亮和坚持，它开始通过我的身体来表达，这导致我的身体开始崩溃，哪怕我当时十分年轻健壮，也已经开始反复出现鼻窦炎感染，然后是类似哮喘的症状，包括紧张和急促的呼吸等问题。

最终，我决定重视内心的声音。我在自己的冥想椅上坐下，邀请我内心最伟大的自我来表达，并有意识保持开放的聆听状态，且遵循它想要表达的任何信息。于是我向它提出了问题："我是不是应该辞掉这份工作？"然后我发现自己的呼吸道敞开了。我简直不敢相信自己的发现，于是我换了个方式来提出同样的问题："我应该继续从事这份工作吗？"我的呼吸道瞬间就关闭了。我还是不相信它，于是我交替两个问题进行了三次实验，身体每次做出的反应都是一模一样的：如果决定辞掉工作，呼吸道就打开；如果决定继续工作，呼吸道就闭合。内心深处传达的清晰信息，以及我有意识地听从更深层次真实自我的表达的承诺，让我能够成功克服自己的恐惧，并采取我知道自己应该采取的行动。

这种内心的声音永远不会消失，如果我们无法感知到它，也许是因为，我们已经决定将自己的注意力从它身上转移到别的地方，或者选择了压制它（就像我在那压抑的15年中所做的那样），或是因为我们每天异常忙碌的日常工作过于喧嚣，以至于我们根本就不可能听到它。然而这种内心向往的声音是永远存在的，只要我们愿意邀请它现身。只要倾听内心的声音是安全的，它就会十分乐于现身。它通过心灵的语言表达、通过故事的形式表达、通过音乐和诗歌来表达，它孜孜不倦地吸引我们走向美好的事物，走向我们更高尚的本性。它总是旨在实现我们的最佳利益（无疑也能实现他人的最佳利益），它因接收对象的不同而产生多种多样的细微差异，但是所传达的消息的本质，似乎可以归结于和适用于所有人的一个伟大愿望，即对人际沟通的向往和对爱与被爱的向往。

聆听这种内心深处的声音往往是一个非常个人化的体验，因此最好在安静、私密的时间和环境中开展。但在正确的条件下，在我们与他人缔结的关系中，也会出现内心的声音，即我们在与他人的互动过程中感到安全，得到邀请来敞开心扉，且对方不带有修复或批判态度时。我们将在下文中提供两种聆听内心声音的方法，其中一种将我们的注意力转向内心，而另外一种则将注意力转向外界。两个方法都各有长处，如能将两种方法结合，则可能提供最有效的辨识手段。

转向内在的自我：深度聆听内心训练法

· 找一个安静的空间和时间来进行反思，确保自己是独自一人，保持清醒和警觉。

· 静静地坐着，让你的思绪也静止下来。花一点时间来专注于呼吸，可能有所帮助，或将注意力放在自己保持坐着的状态上，并留意自己如何受到这个静止现实的限制。

· 安静地保持自己希望能够聆听内心的声音，并接受它指引的意图，你的内心一直都是你的一部分，并且总是不断地试图让你朝着更高的境界前进。

· 如果你正受到某个问题的困扰，在思绪里保持对这个问题的思索。如果你并没有什么亟待解决的问题，你可以简单地保持期待，在当下时刻探索生活中能够给自己带来什么改善和提高。

· 无须试图回答心中的问题或找出自己的愿望是什么，放弃自己的人生必须发生某种深刻或重要的事情这一执念。你只需要创造一个能够与更深层次的自我相处的空间，就好像你需要空间与最亲密的朋友相处那样。

· 将自己当成一个充满求知欲的观察者，可以期待即将发生的事情，但无须强求，你需要期待的是一个可以感知到的体验、一次心灵的兴奋、一种敞开心扉温暖或感动的感觉。你的心头可能涌现话语，或图片，或记忆，或感觉。保持坐姿，保持自己的意识舒缓地跟随身体中任何能够引导或吸引它的地方。通常来说，一般也就是靠近心脏或内脏或人体中部区域的某个地方。

· 如果你正好需要做出某个特定的选择，或解决某个特定的困境，你可以将其转化为可以用是或否来回答的问题，然后观察你的身体对其做出的反应。如果你的回答是肯定的，你的身体会发生什么？如果是否定的，你的身体又会发生什么？无论是肯定或否定的回答，都无须批判，你只需要保持观察的兴趣以及进行了解的感觉。

· 如果你愿意，你也可以提出开放式的问题，例如，"我如何才能集中精力来从事那些对我来说最重要的事情？"或："我如何才能确定这是否是适合我的正确道路？"更好的做法是自己组织问题，然后可以保持对这个问题的浅思，并不带任何批判情绪的观察自己因此而产生的任何体验。

· 只要感觉对的话，你不妨将自己观察到的一些信息写成日志，尽量保持专注于描述自己的经历，而不是从这段经历中得出结论或试图去分析这段经历，这些事情都可以稍后再进行。

· 经常反复实践这种倾听内心的行为，正如所有的关系的培养那样，我们在上面花的时间和精力更多，这段关系就将变得更丰富和更有意义。

转向外界的他人：深度聆听的共享实践

· 与两三个值得信任的人一起，带着真正聆听彼此的明确目标。他们可以是朋友或家庭成员，但是需要注意，他们不能对你是什么样的人或你应该做什么事情等概念报有过去强烈的态度。你应该选择那些可以让你能够展示内心真实自我，并且不会进行批判或报有先入为主观念的人。

· 当你需要他人的洞察力，或前进道路不清楚时，可以进行这样的实践。或当你感觉自己内在的声音需要得到大声的表达或得到光明正大的呈现时，你可以在任何时间组织和进行这样的实践。

· 预留一个小时以上的时间，确保中间不会出现任何中断。

·让一个人成为关注的中心（从自己开始也是可行的）。如果时间足够充裕，每个参与者可能都有机会来自我表达。如果时间不足，另设时间组织聚会，让他人也能成为焦点，这样就可以保证你们不会因时间限制而仓促地结束每个人的体验，宽裕的时间是让内心的声音能够表达的先决条件。

·当你是表达者的时候，尽自己最大的努力说出内心的想法，并且无须出于娱乐或引人注目或表现自己等目的而扭曲自己的表达。力求呈现你内心相信是真实的，未经过雕琢的版本，无须解释或分析，也无须说出那些你觉得他人可能希望听到的话语。

·当你是倾听者时，专注地聆听即可。抛开你自己的故事，控制自己解读他人表述或提供咨询或支持的欲望，甚至也要控制自己分享类似人生经历的冲动。尽量限制自己提出的仅是真实的问题（与你真正想了解的信息相关的问题），而不是提出一些你认为自己知道正确答案的问题或是试图引导被关注的讲话者得出某种结论。

·允许静默期存在。一定要记住，寂静的、微弱的内心声音只有在最安全和最具引发性的情况下才能被表达，因此需要耐心地等候它的出现，而不是哄骗或诱惑。你也无须说些什么来填补这段沉默的空白，因为它们能够促使最佳表达时机的出现。

·同样，如果出现痛苦的情绪，也让它们自由呈现，没必要去阻止它们，甚至也无须提供安慰，因为表达者或许正需要体会这样的痛苦情绪。

·保持接纳和共情的态度。我们所有人都处在同样的情境下，伴随着我们深远的智慧和力量出现的，是我们每个人都有自己的盲点和缺陷。

·体会他人所分享的信息的珍贵。被分享的信息无须深刻、无须伟大也无须是定论，大声将自己的内心想法向这个世界表达出来能够让表述者更清楚地听到这些声音。作为一个听众，尊重讲话者的隐私，不要四处讨论聚会中分享的内容，甚至也不要跟做出分享的当事人去探讨，除非当事人事后主动要求与你进行探讨。

让真实的自我指引生活

> 我们的人生都遵循这一条看不见的线，这条线贯穿了那些不断变化的事情，但不变的是线本身。
> ——威廉·斯塔福德（William Stafford）

有这么一个古老的故事，故事的主人公名为娜黛茵·丝泰尔。有人问已经85岁高龄的娜黛茵，如果她可以重新活过，她想要过什么样的人生？娜黛茵的回答包括："我应该会变得更勇于犯错……我希望可以抓住更多的机会……我可能造成更多实际的麻烦，但与此同时我不会再被想象中的艰难所打倒。"她列举了一些自己应该会更勇于尝试的事情，例如吃更多的冰激凌，攀爬更多的山峰，并且最终以让自己变得更美丽作为结束语，她说："我会采集更多的雏菊。"

毕竟，我们需要勇气来真实生活。你可能遭遇更多实际的麻烦（尽管减少想象中的麻烦也不错），完全进入真实的生活可能产生诸多风险和脆弱性。那么，为什么我们仍需要这样做？

真实人生的七个标志

1. 举重若轻　你可能依然要花费巨大的力气来追求人生目标的实现，但是在此过程中你将能感到轻松和自然，就好像这不再是一项艰巨的任务，而变成了充满乐趣的尝试。

2. 自我接纳　当你知道自己真实的样子，并且知道自己并不是残缺的而是完整的，你就能够从努力去满足或实现他人的期望中解放出来，然后你可以温柔地对待自己。

3. 保持弱势　你可以让自己保持开放和弱势，以抓住更多的机会，因为你会对自己和尝试的结果感到更放心。

4. 尽情享受　当你不再拒绝人生经验中某些方面的体验，你就可以从自己享受的方面中获得更大的乐趣，你就可以收获更多的雏菊了。

5. 懂得感恩　当我们能够遵从内心而活，感激之情就能在无须费力的情况下油然而生。伴随而来的附加好处是，我们将变得更加健康和快乐。

6. 充满意义　当你能够自我表达，能够将自己独特的声音、能力和创造性带给世界，生命的意义自然能够产生。所有这些本应得到展示，向他人分享，而不应埋没于个人内心。

7. 泰然处之　当你不再抵抗真实的自我，不再选择在抓住一些东西的同时排斥其他东西，你就能够获得内心深处的平静，你将能够深刻地理解"一切都会好起来"这一真理的含义。

遵循生命之线的指引

伦纳德·科恩（Leonard Cohen）在自己的一首歌曲中，将断开真实的自我和世界之间联系的体验用一句诗意的语言进行了描述："世界的暴风雪已经越过门槛，它们推翻了灵魂的秩序。"

生活在这个国家寒冷多雪地区的我们不难想象"世界的暴风雪"的力量，我们都曾经历风雨，无论是内心还是外在，无论是大还是小，所有这些风雨都会扰乱我们的生活，并导致我们偏离既定的轨道，然后"颠覆灵魂的秩序"。人生从来都不可能是一条康庄大道，这条路蜿蜒崎岖，而我们有时候会因为失去与真实自我的联系而陷入迷途，这是不可避免的。唯一的问题就是，我们需要花多长的时间，才能回到正确的轨道上来？而且我们要如何才能做到这一点？

如果你是在寒冷多雪地区的农场中长大，可能记得农场里有一条绳子会将一端绑在谷仓，而另外一端则绑在房子的后门。如果农民不得不在暴风雪中去谷仓的话，这条预留的绳子将引导他安全地返回家中，而这个画面也成为印证我们内心生活的一个好例子。我们在生活中也存在一条这样的生命之绳，在我们迷失方向或陷入一场风暴时为我们提供回归真实自我的指引。我们如何知道它的存在？通过对自己人生旅途的反省，就能够发现它。

回头看看自己的人生，尤其是那些转折点，或那些你在回顾时发现充满了风险、潜力或变化的时刻。毫无疑问，你将看到不同的主题涌现、特定类型的喜好、手段或目的也会浮现。每个人在处理人生提出的挑战或机遇时，都有自己独特的方式，并且我们的行动背后，都有着特定的原因。我们只需要进行一点点的内心探索，就能够将它们全部梳理出来。

对下列问题的思考能够帮助你找到你一生中遵循的生命之绳：

·你在什么时候感到自己的人生最顺利，最舒服？在那样的时刻，你正在做什么，你跟谁在一起，你的感觉如何，你是什么样的人？

·你的生命中不会改变的因素是什么？例如，什么样的价值观引导着你的决定？是什么支撑着你度过挑战或损失的时间？在重大的转折点或选择点出现时，什么内容会浮现？

·究竟是什么指引着你走出人生的暴风雪？请描述那些召唤你的核心信息或你想回归的地方。

对这些问题进行反思很有必要，但也无须感到自己必须一次性永久解决所有这些问题，你甚至无须明确地回答这些问题。无论你是否能够发现它，你的生命之线一直都存在，而且你对这些问题的答案可能无时无刻都在变化。你只需要真正的保持关注，保持正念的认识，并且时时刻刻不断地向自己提出这个问题："下一件正确的事情是什么？"

这就像是使用卫星GPS导航系统引领自己去到想去的地方，尽管看到全局是一件好事，但你真正需要知道的只是下一个路口在哪里转弯。而当你因为没有足够关注而转错了弯，你内心的GPS导航能够根据你所处的新地理位置进行校准，然后重新规划路线并让你回归正轨。

韦恩·穆勒在著作《一个充分存在、拥有和实现的人生》（*A Life of Being, Having, and Doing Enough*）中用一段十分优美的语言对这个概念进行了阐述："当我们听从并遵循下一件正确的事情所提出的简单明晰的要求——将自己从事先制订的计划或做出的承诺的必然性中解放出来，我们就很可能发现，人生在下一秒就向我们呈现了正确的道路，并且以一种轻松又高效的方式。在人生的道路上且行且看，小心地驶入绝对完美的'下一站'，我们更有可能少做无用功，减慢前行的速度，并忽然间获得完全出乎意料的宽阔视野、温柔的时光以及那些我们在此刻感到无比满足的关怀。"

于是我们终于可以放松下来感叹："啊，这就够了。这一刻就足够了，我已经心满意足。"成为真实的自己，这就是世界对你的唯一要求。